Themen und Tendenzen
der deutschsprachigen
Psychiatrie

W. Janzarik

Psychiatrische Klinik der Universität Heidelberg

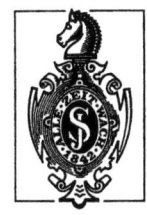

Springer-Verlag
Berlin · Heidelberg · New York
1974

Prof. Dr. W. JANZARIK
Psychiatrische Klinik der Universität Heidelberg
6900 Heidelberg, Voßstraße 4

Geringfügig veränderte Fassung eines Beitrages, der unter dem Titel „Forschungsrichtungen und Lehrmeinungen in der Psychiatrie: Geschichte, Gegenwart, forensische Bedeutung" im Handbuch der forensischen Psychiatrie Berlin-Heidelberg-New York: Springer 1972 erschienen ist.

Elisabeth, meiner lieben Frau, zum Gedenken.

ISBN-13: 978-3-540-06387-2   e-ISBN-13: 978-3-642-65672-9
DOI: 10.1007/978-3-642-65672-9

Das Werk ist urheberrechtlich geschützt. Die dadurch begründeten Rechte, insbesondere die der Übersetzung, des Nachdruckes, der Entnahme von Abbildungen, der Funksendung, der Wiedergabe auf photomechanischem oder ähnlichem Wege und der Speicherung in Datenverarbeitungsanlagen bleiben, auch bei nur auszugsweiser Verwertung, vorbehalten.

Bei Vervielfältigungen für gewerbliche Zwecke ist gemäß § 54 UrhG eine Vergütung an den Verlag zu zahlen, deren Höhe mit dem Verlag zu vereinbaren ist. © by Springer-Verlag Berlin · Heidelberg 1974. Library of Congress Catalog Card Number 73-82364.

Die Wiedergabe von Gebrauchsnamen, Handelsnamen, Warenbezeichnungen usw. in diesem Werk berechtigt auch ohne besondere Kennzeichnung nicht zu der Annahme, daß solche Namen im Sinn der Warenzeichen- und Markenschutz-Gesetzgebung als frei zu betrachten wären und daher von jedermann benutzt werden dürften.

Gesamtherstellung: Brühlsche Universitätsdruckerei, Gießen.

Inhaltsverzeichnis

1. Einleitung 1
2. Wege zu einer naturwissenschaftlichen Psychiatrie im 19. Jahrhundert 2
   2.1. Frühe Anfänge. Klinische Begründung einer eigenständigen Psychiatrie 2
   2.2. Die Einheitspsychose und ihre Überwindung 6
   2.3. Neurologie als Grundlagenwissenschaft 10
   2.4. Die Lehre von der Entartung 12
   2.5. Zur Geschichte der forensischen Psychiatrie 16
3. Die Epoche Kraepelins 20
   3.1. Die Neuorientierung im Beginn des Jahrhunderts und die Psychiatrie der Gegenwart 20
   3.2. Psychiatrische Systematik und klinische Psychiatrie 23
   3.3. Die deskriptive Psychopathologie auf dem Boden des Kraepelinschen Systems . . 32
   3.4. Sonderentwicklungen und Gegenströmungen 35
   3.5. Diagnostische und therapeutische Methoden 38
4. Neue Entwicklungen seit dem 2. Weltkrieg 43
   4.1. Die klinische Psychopathologie 43
   4.2. Naturwissenschaftliche Methoden 48
   4.3. Neue Wege der Therapie 53
   4.4. Zur forensischen Problematik des Krankheitsbegriffes 57

Literatur 65

1. Einleitung

Der hypothetische und wandelbare Charakter der für die Psychiatrie maßgebenden Grundannahmen und die Fragwürdigkeit einer von systemgebundenen Vorentscheidungen abhängigen Diagnostik bleiben dem mit der Feststellung und Behandlung abnormer seelischer Verfassungen beschäftigten Arzt in der Regel verborgen. Sie werden offenkundig, sobald andere Wissenschaften ohne Kenntnis oder unter Mißachtung stillschweigend anerkannter fachlicher Konventionen psychopathologische Sachverhalte nach *ihren* Regeln befragen und beurteilen. Als J. Lange 1934 in der 3. Auflage des von Hoche herausgegebenen Handbuches der gerichtlichen Psychiatrie die spezielle Psychopathologie nach dem Schema der seinerzeit gültigen Diagnosentafel dargestellt hatte, äußerte E. Mezger Bedenken gegen die Tendenz, den Juristen an „offizielle Diagnosen" gewöhnen zu wollen: Der Psychiater solle im einzelnen Falle den Richter selbst sehen lassen, was von der Norm abweiche, um ihm alsdann die Bedeutung der Abweichung anhand psychiatrischer Erfahrung klarzumachen. Mit den im internen Gebrauch wichtigen, aber auch umstrittenen diagnostischen Etiketten könne der Jurist wenig anfangen. Er vermeine, mit den Diagnosen etwas Festes in die Hand zu bekommen, doch es seien Worte, die oft in ihrer Abgrenzung wie in ihrer Anwendung höchst problematisch seien. Die psychiatrische Diagnostik ist seit dieser kritischen Anmerkung eines Außenstehenden so wenig zur Ruhe gekommen wie in früheren Zeiten. Behauptet hat sich vorerst der Rahmen, den sie bei ihrer letzten grundsätzlichen Umgestaltung in der Systematik Kraepelins gewonnen hatte.

Nur aus der Distanz läßt sich beurteilen, ob der Wandel psychiatrischer Überzeugung jeweils Fortschritt oder Rückschritt bedeutet. Wer sich heute in der Diagnosenkonfusion des ausgehenden 19. Jahrhunderts zurechtzufinden sucht, wird beispielsweise manche Ansätze, die 50 Jahre zuvor diskutiert worden waren, brauchbarer und moderner finden als vieles Spätere. Unverlierbar sollte die Einsicht geworden sein, daß die auf psychopathologische Merkmale gestützten Diagnosen vorläufig sind und daß es zum Wesen psychiatrischer Nosologie gehört, nur in den Grenzen der jeweils getroffenen Vorentscheidungen zu gelten. Die psychiatrische Diagnostik kann sich nur zum kleineren Teil auf somatische Befunde stützen. Grundlage sind der mehrdeutige psychische Befund und die Verlaufsgestalt psychischer Phänomene. Ihre Interpretation nötigt zum Gebrauch geisteswissenschaftlicher Maßstäbe und Denkweisen in einem Gebiet der Medizin, das sich als Naturwissenschaft versteht, bei kritischer Einsicht in seine Voraussetzungen aber die Begrenztheit gerade seiner naturwissenschaftlichen Methoden erkennen muß.

Die hier versuchte Darstellung psychiatrischer Forschungsrichtungen und Lehrmeinungen wird wegen ihres historischen Gehaltes oder wegen ihrer aktuellen Bedeutung auch Auffassungen zu berücksichtigen haben, die durch die neuere Forschung überholt, oder noch nicht allgemein anerkannt, systemfremd oder systemwidrig sind und sich nicht in die herrschende Krankheitslehre fügen. Sie wird sich auf die Psychiatrie im deutschen Sprachgebiet beschränken und die beiden anderen Schulen von allgemeiner Bedeutung: das seit jeher eigenständige französische System und die durch die Rezeption von Psychoanalyse und Sozialpsychologie autonom gewordene nordamerikanische Psychiatrie, nur am Rande berühren. Auch innerhalb dieser Grenzen muß bei der Fülle des Stoffes ausgewählt und vereinfacht, muß vieles bewußt vernachlässigt und der Vorwurf hingenommen werden, Wesentliches verfehlt und Unwesentliches überschätzt zu haben. Es geht nicht so sehr um die Kompilation von Fakten wie um die Einführung in den von Wertungen durchsetzten Problemgehalt psychiatrischer Forschung.

2. Wege zu einer naturwissenschaftlichen Psychiatrie im 19. Jahrhundert

2.1. Frühe Anfänge. Klinische Begründung einer eigenständigen Psychiatrie

Die Kontinuität einer wissenschaftlichen Psychiatrie im heutigen Sinne hat sich um die Wende des 18. zum 19. Jahrhundert ausgebildet. Frühe und bedeutende Anfänge reichen zurück in die griechische Medizin. Gleich der Problemgeschichte der abendländischen Psychopathologie in Mittelalter und Neuzeit sind sie neu erschlossen worden durch die umfassende Darstellung von W. Leibbrand und A. Wettley, die auch für den hier versuchten Überblick durch zahlreiche Referate aus den Quellen wichtig gewesen ist. In Verbindung mit humoralpathologischen Vorstellungen erscheint bereits im Corpus Hippocraticum das Gehirn als der Sitz psychischer Krankheit und erscheinen psychopathologische Begriffe, die in abgewandelter Bedeutung bis in die Terminologie der Gegenwart hineinreichen. Es gibt aus der Antike treffende Beschreibungen der Tollwut, der Anfallserkrankungen, der akuten körperlich begründbaren Psychosen (auf denen der Schwerpunkt des Begriffes Phrenitis lag), doch lassen sich sonst Beziehungen zu den heute in der Psychiatrie gebräuchlichen Krankheitseinheiten nur schwer herstellen. Immerhin werden die früher wie später in einem ungleich weiteren Sinne gebrauchten Begriffe Melancholie und Manie — Melancholie verstanden als humoraler Typus, der sich im besonderen in Angst und trauriger Verstimmung ausdrücken kann, Manie als Allgemeinbegriff für Geisteskrankheit — schon bei Aretaeus von Kappadokien in einen Verlaufzusammenhang gebracht und dadurch wechselseitig eingeengt in Richtung auf die Phasen der späteren manisch-depressiven Erkrankung. Auf der anderen Seite werden „Krankheiten" nach Art der Hysterie beschrieben, die sich mit der Beharrlichkeit einer einmal anerkannten Tradition entgegen naheliegenden Einwänden bis in die jüngste Vergangenheit behauptet haben. Noch manche Grundsätze der Psychiatrie des 19. Jahrhunderts: die Deutung der Geisteskrankheit als Gehirnkrankheit, einheitspsychotische Auffassungen, die Verwerfung von Zwangsmitteln (Caelius Aurelianus) sind von den Autoren mit Belegen aus der medizinischen Literatur des griechisch-römischen Altertums gestützt worden. Psychologie und Psychopathologie des Mittelalters mit ihren Fortsetzungen über den Barock hinaus beruhen wesentlich auf der hellenischen Medizin in der Fassung, die sie bei Galen gefunden hat (Leibbrand u. Wettley). Traditionen aus diesem weiten Zeitraum sind nicht mehr unmittelbar lebendig. Ihre Darstellung ist Sache der speziellen historischen Forschung.

Die Übermacht der antiken Tradition wird im Jahrhundert der *Aufklärung* zurückgedrängt. Die Neuorientierung stützt sich auf die Fortschritte der Naturwissenschaften und die beiden großen philosophischen Systeme der Zeit: die Leibniz'sche Metaphysik und den englischen Empirismus. Dem Maschinenmodell des Descartes stellt G. E. Stahl (1660—1734), bei dem neben der Abhängigkeit von Leibniz über Van Helmont Gedanken des Paracelsus nachwirken (E. Wissfeld), die Konzeption des von der Anima als einer lebendigen Kraft integrierten und gesteuerten Organismus gegenüber. Stahls Animismus lebt weiter nicht nur im Seelenbegriff deutscher Autoren, sondern über die Schule von Montpellier auch im französischen Vitalismus. Mit seiner Unterscheidung der Deliria pathetica und sympathetica hat Stahl im Beginn des 18. Jahrhunderts den grundsätzlichen Unterschied zwischen endogenen Psychosen und körperlich begründbaren Psychosen vorweggenommen. Dem Nachweis von Irritabilität und Sensibilität durch Albrecht v. Haller um die Mitte des Jahrhunderts folgt die Neuralpathologie W. Cullens (1710—1790): Die Lebenserscheinungen sind Äußerungen einer Nervenkraft, die über das Nervensystem einen mittleren Tonus der festen Teile des Körpers und ihrer Bewegungen herstellt — in gewisser Weise das, was später einmal Homöostase genannt werden wird. Spasmus oder Atonie des Gehirns führen zur Krankheit — und die meisten Krankheiten sind solche des Nervensystems. Der dafür gewählte Begriff *Neurose* hat hier im Beginn seiner Geschichte noch eine umfassende Bedeutung. Die nach antiker Tradition Vesaniae genannten psychischen Erkrankungen sind nur eine unter anderen Ordnungen aus der Klasse der Neurosen. Bei J. Brown (1735—1788), der die Lehre Cullens fortsetzt und vereinfacht, werden Irritabilität und Sensibilität zu Äußerungen der Erregbarkeit. Gesundheit ist ein Zustand mäßiger Erregung bei mäßigen äußeren Reizen. Zu starke oder zu geringe Reize führen zu sthenischen oder zu asthenischen Krankheiten. Seit Stahl und Cullen bestimmen, wie J. Bodamer (1948) dargetan hat, zwei Prinzipien die Mehrzahl der psychiatrischen Systeme: die Unterscheidung *idiopathischer* und *symptomatischer* Erkrankungen und das funktionelle Prinzip von *Depression* und *Exaltation*.

Im christlichen Abendland mit seinen Vorurteilen gegen den psychisch Kranken hatte die Berührung mit der institutionalisierten Irrenpflege des Islam vom Beginn des 15. Jahrhunderts ab in Spanien die Errichtung psychiatrischer Krankenhäuser angeregt. In größerem Umfang wurden die institutionellen Voraussetzungen einer klinischen Psychiatrie unter der Leitung speziell interessierter Ärzte in England von der Mitte des 18. Jahrhunderts ab zusammen mit dem System des „moral management" entwickelt. Beispielgebend wird 1751 die Gründung von St. Luke's Hospital durch W. Battie. Die wesentlichen Anregungen für die Entstehung der Psychiatrie gehen damit von England aus. Wie K. Dörner aus der gesellschaftskritischen Sicht M. Foucaults in seiner Sozialgeschichte und Wissenschaftssoziologie der Psychiatrie in den entscheidenden 100 Jahren seit 1750 darlegt, muß der Entwicklungsweg von England über Frankreich nach Deutschland, der „verspäteten Nation" (H. Plessner), in Verbindung mit den gesellschaftlichen Wandlungen gesehen werden. Im Anschluß an die englischen Gründungen beginnt auch in Virginia, in der Toskana, in Frankreich, in Deutschland und anderen Ländern die Errichtung neuzeitlicher psychiatrischer Anstalten. Sie unterscheiden sich durch ihren Krankenhauscharakter, der zuvor, wie etwa im Würzburger Juliusspital, eine Ausnahme gewesen war, von den bisher üblichen Asylen, den Zucht- und Tollhäusern.

Seit der Zeit der Aufklärung ist die englische Psychiatrie, gemessen an den Wirkungen bedeutender englischer Neurologen und Neurophysiologen, nur wenig an der wissenschaftlichen Diskussion beteiligt gewesen. Die pragmatische Grundeinstellung hat andererseits zu intensiver Beschäftigung mit therapeutischen Fragen und mit der Organisation des psychiatrischen Krankenhauswesens geführt. Das Prinzip des Non-restraint (J. Conolly), der Vermeidung jeglichen körperlichen Zwanges, ist in der 2. Hälfte des 19. Jahrhunderts von England ausgegangen. Nach dem 2. Weltkrieg ist die englische Psychiatrie erneut beispielgebend geworden durch den Aufbau eines großzügigen sozialpsychiatrischen Dienstes, durch die Einführung des Open-door-Prinzips (in Anstalten, die zuvor von kriminellen Insassen entlastet worden waren) und durch die Errichtung kleinerer psychiatrischer Krankenhäuser und Abteilungen in den Städten, für die Griesinger 100 Jahre früher in Deutschland noch vergeblich eingetreten war.

Als Begründer der klinischen Psychiatrie gilt Philippe Pinel (1745—1826). Neben anderen „philanthropischen" Ärzten seiner Zeit ist er durch sein Eintreten für die Abschaffung des mechanischen Zwanges in der Irrenpflege besonders bekannt geworden. Zusammen mit J. E. D. Esquirol (1772—1840) hat Pinel die führende Rolle der französischen Psychiatrie in der ersten Hälfte des 19. Jahrhunderts und zugleich ihre Eigenart begründet. Die sorgfältige Beobachtung von Kranken und Krankheitsverläufen in einer dem einzelnen Beobachter bis dahin unerreichbaren Fülle läßt das Systemdenken, mit dem gerade die deutschen Autoren der Zeit die Lücken ihrer Erfahrung überbrücken, in den Hintergrund treten. Nach den barocken nosologischen Systemen von der Art der Klassifikation eines Boissier de Sauvages und eines Linné gliedert jetzt eine von wenigen Grundformen bestimmte empirische Ordnung die Erfahrungen. Pinel unterscheidet mélancolie, manie sans délire, manie avec délire, démence, idiotisme, wobei mit Melancholie und Manie zu jener Zeit noch in erster Linie der hier partielle, dort generalisierte Charakter psychotischer Verfassungen und weniger ihre besondere affektive Tönung gemeint ist. Am Leitfaden plastisch geschilderter Beobachtungen und unter besonderer Betonung der Rolle der Leidenschaften bei der Entstehung (und Heilung) psychischer Störungen entwickelt sich in Frankreich eine differenzierte und wandlungsfähige Nosographie, die ihr Eigenleben auch dann behauptet hat, als die Psychiatrie sonst allenthalben durch die Kraepelinsche Systematik vereinheitlicht worden war.

Im forensischen Gebrauch, wenn auch außer der Verantwortung des psychiatrischen Sachverständigen, haben sich Reminiszenzen an eine Konzeption der älteren französischen Psychiatrie, die *Monomanienlehre* Esquirols, erhalten. Aus naheliegenden Gründen werden sich die mit dieser Lehre verbundenen Tendenzen in foro auch in Zukunft behaupten, obwohl die spektakuläre Diskussion zum Thema vor mehr als 100 Jahren ausgetragen worden ist und der Monomaniebegriff trotz gelegentlicher Versuche, ihn neu zu beleben — zuletzt hat es H. Dietrich unter Verwendung psychoanalytischer Gedanken versucht — längst obsolet geworden ist. Pinel hatte von der «manie» die «manie sans délire» unterschieden, um Formen seelischer Störung „ohne Verkehrtheit des Verstandes", wie Reil übersetzt, zu kennzeichnen. (Die von delirare abgeleiteten Bildungen können ihrer ursprünglichen Verwendung nach auch mit „Irresein" wiedergegeben werden. Eine Bedeutungseinengung hat inzwischen dazu geführt, daß entsprechende Bezeichnungen aus den lateinischen Sprachen jetzt überwiegend mit „Wahn" zu übersetzen sind, während sich „Delir" im Deutschen auf die mit Desorientiertheit verbundene Verwirrtheit zurückgezogen hat.) Auf ähnliche Voraussetzungen, nämlich eine Gemütsstörung ohne intellektuelle Leistungseinbußen, gründet Prichard später seine „moral insanity". Den Pinelschen Begriff der «manie sans délire», dem im übrigen schon bei deutschen Autoren des 17. Jahrhunderts wie Ettmüller eine melancholia sine delirio vorausgegangen war, erweitert Esquirol zur Gruppe der Monomanien. Die von Sinnestäuschungen begleiteten „intellektuellen" Monomanien — Esquirol differenziert als erster zwischen Halluzinationen und Illusionen —, das «délire partiel», haben Beziehungen zur „primären Verrücktheit" späterer deutscher Autoren. Die „affektive" Monomanie behauptet sich längere Zeit in Gestalt der „moral insanity". Die „instinktive" Monomanie schließlich, bei der elektiv der Wille geschädigt sein soll und die im „impulsiven Irresein" deutscher Autoren weiterlebt, gewinnt besonderes forensisches Interesse durch Formen wie die Pyromanie, die Kleptomanie oder gar eine „Mordmonomanie" und die Forderung nach Exkulpierung monomaner Kranker. Die Kritik, die hier einen ganzheitlichen Standpunkt vertrat und seither antisoziale Verhaltensweisen nicht schon als Signum psychischer Erkrankung, sondern allenfalls als möglichen Hinweis auf seelische Abnormität wertet, richtet sich gegen die Annahme einer partiellen Störung seelischer Funktionen. Schon Griesinger widerspricht (1845) der Aufstellung einer Klasse der Monomanien, habe sie doch unter Vernachlässigung des psychischen Grundzustandes als des wichtigsten Verhältnisses nach äußeren Merkmalen Getrenntes vereinigt und innerlich Zusammenhängendes getrennt. In späteren Auflagen seines Lehrbuches formuliert Griesinger abschließend zur forensischen Frage: „... die That selbst zum wesentlichen Criterium eines anomalen Zustandes zu machen, hat zu der Lehre von den Monomanien (Mordmonomanie, Stehlmonomanie etc.) geführt, die für die Wissenschaft wie für deren practische Anwendung gleich gefährlich war und nur dazu diente, das ärztliche Urtheil — mit Recht — bei den Richtern in Verruf zu bringen" ([3]1871, 122).

Die ungewöhnliche geistige Bewegtheit der Epoche hält um die Jahrhundertwende bis hinein in das 2. Drittel des 19. Jahrhunderts die psychiatrischen Autoren deutscher Sprache im Banne der zeitgenössischen Philosophie: des deutschen Idealismus und im besonderen der Naturphilosophie Schellings, die der mechanistischen eine teleologisch-organismische Naturbetrachtung entgegenstellt. Neben Leibbrand und Wettley unterrichten H. W. Gruhle (1932), Bodamer (1953), J. Wyrsch (1956) über die geschichtlichen Zusammenhänge. Zusammen mit den großen französischen Klinikern können unter den Vertretern der älteren Generation Franz Joseph Gall (1758—1828) und Johann Christian Reil (1759—1813) als Begründer der naturwissenschaftlichen Psychiatrie gelten. Ihre Lehre vom Gehirn als dem „Organ der Seele" (Soemmering) wird richtungweisend. Der Ruhm Galls bei den Zeitgenossen gründet auf seiner Schädellehre. Seine bleibende Bedeutung liegt in den hirnanatomischen Studien, die die spätere Hirnlokalisationslehre vorwegnehmen und nach der Emigration Galls vor allem der französischen Hirnforschung zugute kommen. Der umfassend gebildete und tätige Reil — Goethe nennt in seinen Annalen den „trefflichen Mann" mit Respekt und Dankbarkeit — begründet (1805) zusammen mit dem Naturphilosophen Kayssler im „Magazin für psychische Heilkunde" die erste (kurzlebige) psychiatrische Zeitschrift und prägt 1808, wie A. Mechler (1963 b) nachweist, den Terminus Psychiat(e)rie. Der Sache nach unterscheidet schon Reil, der sich neben vielem anderen auch mit dem Bau des Nervensystems beschäftigt hat, zwischen Nervenkrankheiten, die als Geisteszerrüttung erscheinen, und solchen, die zu Störungen körperlicher Vermögen wie der Bewegung führen und damit den Gegenstand der späteren Neurologie ausmachen.

Den von Reil und später von Nasse gegründeten psychiatrischen Zeitschriften war 1783 bis 1793 das berühmte „Magazin für Erfahrungsseelenkunde" des Karl Philipp Moritz mit psychologischer und psychopathologischer Kasuistik vorausgegangen. Wie bei W. Hehlmann nachzulesen ist, gebraucht bereits Moritz den Ausdruck *Psychopathologie*, während die jetzt unentbehrlich werdenden Bezeichnungen *Anthropologie* (Magnus Hundt) und *Psychologie* (Melanchthon) schon im deutschen Humanismus entstanden waren.

Mit der nächsten Generation steht die romantische Bewegung in der Medizin auf ihrem Höhepunkt; über einen ihrer bedeutendsten Vertreter, Carl Gustav Carus (1789—1869), dessen „Psyche" 1846 erscheint, erreicht sie die 2. Jahrhunderthälfte. Die wissenschaftliche Diskussion im ersten Drittel des Jahrhunderts wird bereits in den nach 1870 erscheinenden Lehrbüchern als der Streit der Psychiker und der Somatiker dargestellt. Der von Heinroth begründete Standpunkt der *Psychiker*, von denen Ideler und Kieser bis zur Jahrhundertmitte tätig sind, wird darin gesehen, daß die eigentlichen Seelenkrankheiten (neben denen es durch äußere Einwirkungen auf Gehirn und Nervensystem entstehende „organisch-psychische Zustände" gibt) ihren Grund in der Seele selbst, in der Unfreiheit der Sünde, in den Leidenschaften haben sollen, während die *Somatiker* wie Nasse, Friedreich, Jacobi, deren Auffassung die weitere Entwicklung bestimmen wird, in den Seelenstörungen generell die symptomatische Erscheinung einer organischen Erkrankung sehen.

Nach Wyrsch und nach Leibbrand und Wettley hat vor allem ein Aufsatz von H. G. Schomerus über J. C. A. Heinroth (1773—1843), den ersten ordentlichen Professor seines an deutschen Hochschulen kontinuierlich erst von 1865 an vertretenen Faches, hervorgehoben, daß hinter Heinroths theologisch-moralisierender Ausdrucksweise eine in ihrer Konsequenz imponierende Anthropologie steht: die Lehre von den Seelenstörungen als *Krankheiten der Person*. Der Personbegriff Heinroths und seine Krankheitslehre betonen die leiblich-seelische Einheit des Individuums und die Geschichtlichkeit des Krankheitsprozesses, der vom Seelischen her unterhalten wird aber notwendigerweise auch eine leibliche Seite hat. Die fortwirkende Bedeutung der romantischen Psychiatrie läßt den Streit der Psychiker und Somatiker vergessen. Sie kommt aus der von Reil bis zu Ernst Albert Zeller lebendigen und nicht nur bei Heinroth festzustellenden dynamischen Sicht, aus den Prinzipien der Entwicklung und der Polarität, aus der Betonung von psychosomatischer Einheit, Geschichtlichkeit und Welthaftigkeit des Menschen. Schon bei dem Vermögenspsychologen J. C. Hoffbauer (1766—1827) findet sich die Bemerkung, daß jeder Wahnsinnige seine eigene Welt habe (Wyrsch, 1956). Der inzwischen erratisch gewordene Satz von den Seelenstörungen, die als Krankheiten der Person aufzufassen seien, wird im übrigen von führenden Lehrbüchern (Schüle, Krafft-Ebing) bis an die Schwelle des 20. Jahrhunderts tradiert.

Die Psychiatrie der Romantik steht in einem geistesgeschichtlichen Zusammenhang, der in der Antike und bei Augustinus beginnt und in neuerer Zeit über Leibniz, Herder,

Goethe, Schopenhauer, Nietzsche, Scheler, Klages und auf manchen Nebenwegen — einer von ihnen führt über Maine de Biran und Bergson zu den französischen Phänomenologen — bis in die Gegenwart reicht. Bei aller Verschiedenheit erinnern die psychoanalytischen Schulen, die Psychosomatik, anthropologische und daseinsanalytische Richtungen der neueren Psychiatrie bis hin zur Sozialpsychiatrie über wesentliche Anteile ihrer Herkunft an die gemeinsamen frühen Quellen.

2.2. Die Einheitspsychose und ihre Überwindung

Im 3. Jahrzehnt des 19. Jahrhunderts, das noch von der romantischen Psychiatrie beherrscht wird, verstärkt sich eine vom Sensualismus der Aufklärungszeit ausgehende und von den stürmischen Fortschritten der Naturwissenschaften getragene Gegenströmung. Nach dem Tode Hegels (1831) kommt es unter Führung der Naturwissenschaften zu einer geistigen Neuorientierung, die allmählich auch die klinische Medizin erfaßt. Sie kulminiert vor der „Rückkehr zu Kant" im extremen Materialismus kurz nach der Jahrhundertmitte und begründet die positivistische Grundhaltung der Medizin im weiteren Verlauf des Jahrhunderts. Durch den Zusammenbruch der metaphysischen Systeme wird die Psychologie, die damit Selbständigkeit gewinnt und die Lehre von den Seelenvermögen hinter sich läßt, auf die Physiologie als neue Grundlagenwissenschaft verwiesen. Sie versteht sich als „physiologische Psychologie" und „Psychophysik", um schließlich (mit Münsterberg) zu formulieren, daß die Seele kein Problem der Psychologie sei.

In den Jahren nach 1833 gibt Johannes Müller, einer der Väter der naturwissenschaftlichen Medizin, sein grundlegendes Handbuch der Physiologie des Menschen heraus. Seine neurophysiologischen Forschungen werden auch von der Psychiatrie aufgegriffen. In der nächsten Generation stehen Helmholtz, Rokitansky, Virchow, französische Kliniker, Pasteur, Koch an der Spitze des medizinischen Fortschrittes. Nach dem Muster einer atomistischen Physik entwickelt Herbart (1776—1841), dessen Lehren zusammen mit dem Dynamismus der Romantik über Griesinger bei Freud nachwirken, seine auf Metaphysik, Mathematik und Erfahrung gestützte Assoziationspsychologie. Herbart reduziert das seelische Leben auf die als monadenartige Erlebniseinheiten verstandenen *Vorstellungen*. Aus ihrer Statik und Mechanik sind alle sonstigen Elemente des Bewußtseins herzuleiten, emotionale und voluntative Phänomene etwa aus den Vorstellungen, die in den dynamischen Zusammenhängen wechselseitiger Beeinflussung und Hemmung unter die „Schwelle des Bewußtseins" gedrängt worden sind. Für die Aufnahme und Einordnung neuer Vorstellungen in den Bewußtseinszusammenhang verwendet Herbart den von Leibniz geprägten Ausdruck Apperzeption. Ausgehend von „Apperzeption" und „schöpferischer Synthese" wird später mit Wundt die experimentelle Richtung selbst zur Überwindung der Elementenpsychologie ansetzen. Zunächst wird die von Herbart ausgehende mathematisch-quantifizierende Intention von einer mikroskopierenden Experimentalpsychologie in den sinnesphysiologischen Schwellenuntersuchungen Webers und Fechners verwirklicht. Der methodische Physikalismus Fechners beherrscht die 2. Jahrhunderthälfte. Er führt zu einer „Psychologie ohne Seele", aber auch zur experimentellen Psychologie als einer exakten Wissenschaft mit imponierenden Ergebnissen.

Die Psychologie Herbarts und das aus der Neurophysiologie übernommene Reflexschema sind die Bausteine des Seelenmodells, das Wilhelm Griesinger (1817—1868) seiner 1845 in erster, 1861 in zweiter Auflage und seither unverändert erschienenen „Pathologie und Therapie der psychischen Krankheiten" zugrunde legt. Bei gleicher anatomischer und physiologischer Organisation von Rückenmark und Gehirn kann das Seelenleben in Analogie zum Reflexbegriff aus den Grundakten von sensitiver und motorischer Reflexaktion verstanden werden. Zwischen Empfindung und motorischen Impuls schiebt sich das Vorstellen als das in sich vielfach gegliederte Zentrum geistigen Lebens. Gehirnaffektionen der allerverschiedensten Art können zu psychischen Anomalien, zu Störungen von Empfindung und Bewegung führen. Als psychische Krankheiten oder Geisteskrankheiten sind aber nur diejenigen Gehirnaffektionen zu verstehen, bei denen psychische Symptome, in Sonderheit Störungen des Vorstellens und Wollens, im Vordergrund stehen. Das Irresein ist ein „Symptomenkomplex" verschiedener anomaler Gehirnzustände, „in den psychischen Krankheiten (sind) jedesmal Erkrankungen des Gehirns zu erkennen".

Das Verdienst Griesingers ist später auf den fragwürdigen Satz „Geisteskrankheiten sind Gehirnkrankheiten" reduziert worden. Er reicht bekanntlich bis in die Antike zurück und ist der Sache nach schon in der Generation vor Griesinger, etwa für Esquirol, wenn auch nicht gerade für die „Psychiker", nahezu selbstverständlich gewesen. Ein echtes Verdienst liegt in der kritisch besonnenen Einstellung, mit der Griesinger seine naturwissenschaftlichen Grundannahmen — in weniger vorsichtigen Händen entwickelt sich daraus die „Hirnmythologie" (Nissl) des letzten Jahrhundertdrittels — bei der Darstellung der „Formen des Irreseins" in den Hintergrund treten läßt. Griesinger beschreibt durch Übergänge unter sich und mit nicht krankhaften Verfassungen verbundene „psychisch-anomale Grundzustände" als Stadien eines Krankheitsprozesses. Grundsätzlich ist zu unterscheiden zwischen einem primären (primitiven) Irresein, das auf affektartigen Zuständen beruht, und sekundären (konsekutiven) Störungen ohne tiefere Gemütserregtheit, in denen sich, „meist mit dem herrschenden Charakter psychischer Schwäche" und ganz überwiegend als Folge und Ausgang der primären Störungen, falsches Denken und Wollen verselbständigt und verfestigt hat. Die primären Störungen lassen sich aufgliedern in psychische *Depressionszustände* (Melancholie oder krankhaftes In-sich-Sein) mit Hypochondrie und Schwermut, und *Exaltationszustände* (Manie oder krankhaftes Außer-sich-Sein nach Jessen) mit Tobsucht und Wahnsinn als Unterformen. Davon sind zu unterscheiden die überwiegend residualen und nicht mehr heilbaren psychischen *Schwächezustände* der partiellen oder generellen Verrücktheit und des Blödsinns. Neben den konsekutiven gibt es angeborene geistige Schwächezustände. Paralyse und Epilepsie werden auch von Griesinger noch als „Komplikationen" des Irreseins aufgefaßt. Bei überwiegend psychischen Ursachen des Irreseins muß jeweils die Totalität der Entstehungsbedingungen berücksichtigt werden. Neben psychischen Eindrücken und körperlichen Störungen, konstitutionellen und erblichen Dispositionen sind die „innere Geschichte der psychischen Individualität" und die in der Familie von früher Kindheit an wirkenden Einflüsse zu berücksichtigen. Mit Ideler ist auch Griesinger der Meinung, „daß es Fälle sog. erblichen Irreseins gibt, die es weniger durch Übertragung einer organischen Disposition, als durch eine spätere psychische Fortpflanzung von Charaktereigentümlichkeiten geworden sind" (^{3}1871, 161), womit unter anderen Bemerkungen Griesingers gerade auf sozialpsychiatrischem Gebiet nur ein Beispiel für später neu aufgefundene, tatsächlich aber schon früh vorgetragene Argumente angeführt sei.

Die Psychiatrie Griesingers, in deren Mittelpunkt die einheitspsychotische Stadienlehre steht, hat sich bis gegen das Ende des Jahrhunderts behauptet, ist dann aber durch die Systematik Kraepelins abgelöst und rasch entwertet worden. Nur aus der zeitlichen Nähe zu dieser Neuorientierung läßt sich die Herablassung verstehen, mit der Jaspers und Gruhle von Griesinger sprechen. Erst neuerdings sind historische Studien, unter denen Beiträge von R. Kuhn und von M. Schrenk Erwähnung verdienen, der Bedeutung des nach einer glänzenden akademischen Karriere früh verstorbenen Internisten, Neurologen und Psychiaters wieder gerecht geworden, der zu seiner Zeit nicht wegen eines Mangels an Einfällen, sondern wegen seines besonders klaren und kritischen Urteils Eklektiker sein mußte. Die Auffassung, daß die Formen psychischer Erkrankung als Stadien eines Krankheitsprozesses zu verstehen seien, übernahm Griesinger von seinem Lehrer E. A. Zeller (1804—1877), dieser wieder, wie neuerdings G. Zeller glaubt feststellen zu können, von Autenrieth und nicht erst von Guislain; zuvor wäre noch das 1795 ins Deutsche übertragene einflußreiche Werk des Vincenzo Chiarugi „Della Pazzia" (S. 37 ff. der anonymen deutschen Übersetzung) zu nennen gewesen. Nach Griesinger wird die einheitspsychotische Konzeption vor allem von H. Neumann (1814—1884) vertreten und durch Ausklammerung der Melancholie auf das eigentliche Irresein, die spätere Schizophrenie, eingeengt. „Besser gar keine Klassifikation, als eine falsche" heißt es bei Neumann (1859, 181). Verschiedenartig seien nicht die Seelenstörungen, sondern die kranken Individuen. Von „Einheitspsychose" sprach man im übrigen erst zur Zeit Kraepelins und mit negativer Wertung, als eine Bezeichnung für die bis dahin selbstverständliche, aber durch die neue Nosologie überholte Lehrmeinung benötigt wurde.

Von den späteren Kritikern der Einheitspsychosen ist nicht beachtet worden, daß die von ihnen vorbehaltlos akzeptierte Behauptung, Geisteskrankheiten seien Gehirnkrankheiten, ohne die Einbeziehung jeglicher Art von Psychosen in die Verlaufsgestalt *eines* Irreseins gar nicht hätte begründet werden können. Wenn Griesinger selbst einräumt, daß bei Schwermut und Manie die anatomischen Befunde oft negativ seien, und feststellt, daß die anatomischen Alterationen, in erster Linie diffuse Erkrankungen der Gehirnrinde und der inneren Gehirnhäute, umso häufiger würden, je tiefer der im Verlauf erreichte Blödsinn gewesen und je mehr der psychische Schwächezustand durch Paralyse kompliziert worden sei, findet er die pathologisch-anatomischen Befunde genau dort, wo sie auch vorausgesetzt werden müssen: bei den Psychosen, die bald nach Griesinger „organisch" und in der Gegenwart (mit K. Schneider) körperlich begründbar genannt werden. In den 100 Jahren seit Griesingers Tod hat man sich jedoch vergeblich bemüht, die Befunde auch bei jenen Psychosen nachzuweisen, die in der zweiten Jahrhunderthälfte erst Psychoneurosen, später funktionelle Psychosen und von 1892 ab (mit Möbius) endogene Psychosen genannt worden sind. Die für die Gliederung der einheitspsychotischen Stadien benützte und grundlegend wichtige Unterscheidung zwischen affektiven Störungen — Zeller sprach geradezu von „dynamischen" Störungen — und residualen „Schwächezuständen" ist unbeachtet geblieben. Die Meinungsverschiedenheiten beim Umgang mit der späteren Schizophreniediagnose hängen wesentlich damit zusammen, daß in die neugebildete Krankheitseinheit produktive *und* residuale Komponenten hineingenommen worden sind, über die semiotische Wertigkeit beider Anteile aber keine Einigkeit bestand und besteht.

Argumente gegen die Einheitspsychose, die zunächst wenig beachtet worden sind, finden sich in einigen der von französischen Psychiatern neu beschriebenen Krankheitseinheiten. Bereits 1822 gelingt Bayle, der entgegen der Autorität Esquirols Lähmung und Demenz als Ausdruck *einer* Krankheit mit chronisch entzündlichen Veränderungen der Gehirnhäute in Verbindung bringt, die Abgrenzung der progressiven Paralyse. Die Ätiologie wird im Laufe der Jahrzehnte auf die luetische Infektion eingeengt. Nach den histologischen Untersuchungen Nissls und Alzheimers haben die Entdeckung des Treponema pallidum durch Hoffmann und Schaudinn (1905), die Komplementbindungsreaktion nach Wassermann (1906) und der Nachweis des Erregers im Paralytikergehirn durch den Japaner Noguchi (1913) die ausschließlich luetische Ätiologie der bis zur Einführung der Fieberbehandlung (Wagner v. Jauregg) und später der antibiotischen Therapie tödlichen Krankheit sichergestellt. Alle Forderungen, die die Psychiatrie an eine klassische Krankheitseinheit stellen konnte, waren damit erfüllt.

Der Einheitspsychose widersprachen auch die auf depressive und manische Phasen beschränkten Formen, die von Falret 1851 als folie circulaire beschrieben und von Baillarger 1854 zur Krankheitseinheit der folie à double forme zusammengefaßt worden waren. Ernstlich erschüttert wird die traditionelle Position aber erst, als Snell 1865 eine Reihe von „monomanen" Wahnerkrankungen — paranoid-halluzinatorische Schizophrenien im Sinne der späteren Diagnostik —, die unabhängig von Melancholie und Manie entstanden waren, als „primäre Form der Seelenstörung" vorstellt. 1867 entschließt sich auch Griesinger, eine „primäre Verrücktheit" anzunehmen. Die in diesem Zusammenhang behandelten „Primordialdelirien" werden von Griesinger, der sich bis dahin von dogmatischer Einseitigkeit freigehalten und entgegen dem neurophysiologischen Ansatz der 40er Jahre eben doch eine psychopathologisch orientierte Psychiatrie entwickelt hatte, nicht mehr, wie früher, aus emotionalen Grundlagen, sondern unmittelbar aus der cerebralen Störung — „anomale Action der Hirnrinden-Zellen" — abgeleitet. Insofern bezeichnet das Jahr *1867*, nicht schon das frühe Programm, die Wende zur *Neu*ropsychiatrie des 19. Jahrhunderts. Die jetzt allgemein aufgegriffene materialistische Hypothese, die bisher beim selben Autor ihr Gegengewicht im Emotionalismus einer kräftig fortwirkenden romantischen Unterströmung gehabt hatte, wird von nun an den zukunftsvollen Gedanken des sozialpsychiatrischen Pragmatikers Griesinger „Über Irrenanstalten und deren Weiterentwicklung in Deutschland" für nahezu ein Jahrhundert den Weg zur Verwirklichung versperren. Die nach Griesinger lebhaft einsetzende Diskussion über die Wahnerkrankungen erstreckt sich über Jahrzehnte. Bis nach dem 1. Weltkrieg bleibt die „Paranoia-Frage" ein zentrales psychiatrisches Thema.

Durch die Beschreibung neuer Syndrome, die als gesonderte Krankheiten verstanden werden und die nicht mehr in das herkömmliche Schema passen, wird die Psychiatrie im letzten Drittel des Jahrhunderts zunächst mehr beunruhigt als bereichert. In den vertrackten Klassifikationen der Lehrbuchautoren dieser Zeit erscheinen im Rahmen von Psychoneurosen, Neuropsychosen, Cerebropsychosen und anderen obsolet gewordenen Gruppierungen und in unterschiedlichen Verkleidungen Grundbegriffe aus zwei Jahrhunderten wie idiopathisch und symptomatisch, primär und sekundär, angelegt und erworben neben den gewohnten Krankheitseinheiten. Des weiteren finden wissenschaftliche Leitgedanken der Epoche wie Entwicklung und Degeneration, die pathologisch-anatomischen Entdeckungen und aktuelle Krankheitsbegriffe wie Neurasthenie und Paranoia ihren klassifikatorischen Ausdruck. Einen Überblick gibt die hier einsetzende Darstellung von de Boor (1954). Einzelheiten sind entbehrlich. Der aus der historischen Distanz etwas ratlose Betrachter muß sich vor Augen halten, daß angesichts der zu dieser Zeit in allen medizinischen Disziplinen ständig neu entdeckten oder durch Bakteriologie und pathologische Anatomie neu bestätigten Krankheiten nur ein sehr souveräner, vom Entdeckerruhm der anderen und von den Erwartungen der klinischen Medizin unberührter Geist der Versuchung hätte widerstehen können, nicht auch in den mit psychopathologischen Mitteln abgegrenzten Syndromen eigenständige Krankheiten im medizinischen Sinne zu sehen, deren somatologischer Nachweis, wie bei der progressiven Paralyse, nur noch eine Frage der Zeit sein konnte.

Die Neuorientierung, die aus dem diagnostischen Chaos herausführt, fußt auf der *klinischen* Betrachtungsweise Kahlbaums. Karl Ludwig Kahlbaum (1828—1899) fordert von 1863 an ein empirisches Vorgehen unter Berücksichtigung des gesamten *Verlaufes* mit dem Ziel, natürliche Krankheitseinheiten abzugrenzen. In der Vesania typica, deren verschiedene Formen als Symptomenkomplexe und nicht als eigenständige Krankheiten aufgefaßt werden, hält auch Kahlbaum (noch 1878) an der traditionellen Stadienlehre fest. Daneben aber berücksichtigt Kahlbaum klinische Krankheitseinheiten, die seinen Verlaufskriterien entsprechen, darunter die von ihm abgegrenzte *Katatonie* („Spannungsirresein") und die von seinem Freund und Mitarbeiter Hecker beschriebene und von ihm selbst so benannte *Hebephrenie*. 3 Jahrzehnte später wird Kraepelin sich den klinischen Standpunkt Kahlbaums zu eigen machen.

2.3. Neurologie als Grundlagenwissenschaft

Daß die weitere Entwicklung sich an der klinischen Verlaufsforschung Kahlbaums orientieren werde, war zunächst nicht vorauszusehen. Aus der Sicht der auf Griesinger folgenden Generation mußte die Zukunft den auf Hirnforschung und Neurophysiologie gestützten Forschungsrichtungen und Lehrmeinungen gehören. Die Hirnpathologie wird nach dem Tode Galls wesentlich gefördert, als Broca 1861 eine von ihm als „aphémie" beschriebene und später von Wernicke motorische Aphasie genannte Störung der Sprache durch den Sektionsbefund auf einen Erweichungsherd im Fuße der linken 3. Stirnhirnwindung zurückführen kann. Hitzig, der damit die experimentelle Hirnlokalisationsforschung eröffnet, berichtet 1870 zusammen mit Fritsch über die elektrische Reizung des freigelegten Hundegehirns und die dadurch bewirkten Zuckungen der Extremitäten auf der Gegenseite. Zur gleichen Zeit vermutet Jackson, daß die von ihm beschriebenen fokalen Anfälle auf eine Reizung der Gehirnrinde zurückzuführen seien. 1874 gelingt es Wernicke, die von ihm als „sensorische Aphasie" beschriebene Störung des Sprachverständnisses auf eine Zerstörung der linken oberen Schläfenwindung zu beziehen. Bis zum Ende des Jahrhunderts werden die Feststellungen über Aphasien, Agnosien und Apraxien und die zugeordneten Hirnläsionen zu einem eindrucksvollen Lehrgebäude ausgestaltet. Die Assoziationspsychologie hatte in der Hirnlokalisationslehre die ideale Entsprechung gefunden.

Richtunggebend für die ganze Epoche sind die Forschungen Meynerts (1833—1892) gewesen. Theodor Meynert, der die Burdachsche Methode der Abfaserung mit phylogenetisch-vergleichenden, ontogenetischen und histologischen Studien verbindet, stellt zahlreiche Leitungsbahnen des Gehirns dar und begründet ihre Unterscheidung nach sensiblen und sensorischen Bahnen, die zu den hinteren Windungen des Großhirns ziehen, und motorischen Bahnen, die von den vorderen zentralen Partien ihren Ausgang nehmen. Zugleich weist er Unterschiede im mikroskopischen Aufbau der Hirnrinde nach und leitet damit die später von Brodmann, Economo, C. und O. Vogt betriebene *Cytoarchitektonik* ein. Die Leitungsbahnen des Gehirns verknüpfen nach den Auffassungen von Meynert, Wernicke, Liepmann u. a. als *Projektionssysteme* die Gesamtheit der Sinnesorgane und die Muskulatur mit den *Projektionsfeldern* der Großhirnrinde, in denen die Erinnerungsbilder von Sinneseindrücken und Bewegungsabläufen festgehalten werden. *Assoziationssysteme*, die so zum Träger des geistigen Lebens werden, verbinden die Projektionsfelder und die in ihnen gespeicherten Erinnerungsbilder. Hier setzen die Aphasiestudien Wernickes ein. Noch weiter reicht die Unterscheidung von *subcorticalen* und *corticalen* Hirnpartien, die von Meynert morphologisch und funktionell begründet und durch die Gegenüberstellung eines primären und eines sekundären Ich ergänzt, von Edinger vergleichend anatomisch ausgebaut worden ist. Auf der Unterscheidung von Subcortex und Cortex fußen die späteren Forschungen über Bau und Funktion des Hirnstammes und die Psychologie der Persönlichkeitsschichten mit Differenzierungen wie Thymopsyche und Noopsyche (Stransky), Tiefenperson und Corticalperson (F. Kraus), endothymer Grund und noetischer Oberbau (Lersch). In die klinische Psychiatrie hat Meynert wirkungsvoll doch nur vorübergehend mit der Lehre von der *Amentia* eingegriffen. Der Amentiabegriff vereinigt idiopathische und symptomatische Formen von Tobsucht und Wahnsinn (im Sinne Griesingers). Er hat die Schizophreniekonzeption Kraepelins und Bleulers vorbereitet und ist dadurch bald wieder entbehrlich geworden. Geblieben ist der Amentiabegriff für endogene *und* körperlich begründbare Syndrome, soweit sie durch Ratlosigkeit und Verwirrtheit gekennzeichnet sind.

Paradigmatisch für den Geist der Zeit ist die hochspekulative Verquickung psychopathologischer Feststellungen mit anatomischen Befunden und pathogenetischen Behauptungen, die sich bei Meynert im Gefolge einer alten Tradition besonders auf gefäßabhängige Unterschiede in der

Gehirnernährung beziehen. Der naturwissenschaftliche Fortschritt hat im letzten Drittel des Jahrhunderts zu einer fast zwanghaften Verleugnung des psychopathologischen Wissens geführt. Nur so ist es begreiflich, daß ein sonst so kluger und kenntnisreicher Autor wie H. Schüle, einer der Führer der Illenauer Psychopathologenschule, die psychologischen Eigentümlichkeiten der Verrücktheit im Beharrungscharakter der aus ihrer Gleichgewichtslage verschobenen Moleküle und in Wahnvorstellungen sehen kann, die „direct und unmittelbar aus der psychophysischen Affection der jeweils in Thätigkeit gesetzten Vorstellungs- resp. Sinnescentren" entstanden sind bei partiell veränderten „Leitungswiderständen" (1878, 470).

Bei Carl Wernicke (1848—1905) ist man vom Gegenstand und von der Darstellung her eher geneigt, die methodischen Grenzüberschreitungen hinzunehmen. Die hirnpathologischen Werkzeugstörungen der Sprache, der Gnosis und Praxis lassen sich assoziationspsychologisch mit Hilfe hypothetischer Zentren, Funktionen und Bahnen übersichtlich darstellen. Das Wernicke-Lichtheimsche Schema hat sich seinerzeit als heuristisch wertvoll und noch für einige Jahrzehnte als didaktisch brauchbar erwiesen. Erst in den 20er Jahren dieses Jahrhunderts hat Head seine grundsätzliche Kritik gegen lokalistische Auffassungen vorgetragen, die die Orte besonderer Störbarkeit einer Funktion mit dem Sitz der Funktion verwechseln. Head hat sich dabei auf Jackson gestützt. Unmittelbar vor dem Beginn seiner analytischen Tätigkeit hatte 1891 schon der Neurologe Freud in einer dem statischen und mechanistischen Denken seiner Zeit vorauseilenden und darum resonanzlos gebliebenen Aphasiemonographie unter Berufung auf Jackson ähnlich kritische Ansichten geäußert. Nach dem Modell seiner Gehirnpathologie hat schließlich Wernicke auch die Geisteskrankheiten prinzipiell als Herderkrankungen des Gehirns behandelt: Die Übereinstimmung von Geisteskrankheiten und gewissen Fällen von Aphasie „erklärt sich durch den gleichen Sitz in transcorticalen oder Assoziationsbahnen"; ihre Verschiedenheit liegt darin, „daß die Geisteskrankheit diese Bahnen vereinzelt mit individueller Auswahl befällt, die Herdkrankheit dagegen kompakte Massen davon vernichtet" (^{2} 1906,9). Die hirnpathologische Interpretation der endogenen Psychosen ist dadurch nicht überzeugender geworden, daß Kleist und andere bis zur Gegenwart an ihr festgehalten haben. Sie steht bei Wernicke eigentümlich abstrakt und unwirklich neben vielen treffenden Beobachtungen, klärenden neuen Begriffen und prägnant gesehenen Syndromen nach Art der „Motilitätspsychosen". Als *Sejunktion*, d. h. als „Lockerung in dem festen Gefüge der Assoziation" (^{2} 1906, 109) beschreibt schon Wernicke jenen „Zerfall der Individualität", den wenig später Eugen Bleuler Schizophrenie nennen wird.

Auf den Randgebieten zur Neurologie hat sich auch die Psychiatrie im letzten Drittel des Jahrhunderts und darüber hinaus mit der Abgrenzung wohldefinierter Krankheiten wie der Chorea Huntington, der Pickschen und der Alzheimerschen Hirnatrophie an den medizinischen Entdeckungen beteiligt. Die Ausbildung der klinisch-neurologischen, neurophysiologischen und neurohistologischen Diagnostik hat hinter den „organischen" Psychosen, den epileptischen oder sonstigen „Entartungen", den „psychischen Entwicklungshemmungen" und hinter dem psychopathologisch bemerkenswert uniformen Bild ihrer akuten oder chronischen Formen eine Fülle von genau unterscheidbaren Erkrankungen, Degenerationsprozessen, Mißbildungen und Defektzuständen zum Vorschein gebracht. Neue diagnostische oder therapeutische Methoden und säkulare Ereignisse wie der 1. Weltkrieg mit seinen Hirnverletzten und der Encephalitis lethargica-Pandemie haben die Entwicklung in Gang gehalten. Die somatologische Forschung und ihre Resultate verbinden auf den Randgebieten die Psychiatrie des späteren 19. Jahrhunderts ohne Zäsur mit der Gegenwart. Die im übrigen eingetretene Neuorientierung ist jedoch unabhängig von den Fortschritten der Naturwissenschaften in erster Linie das Ergebnis von klinischer Forschung und Psychopathologie gewesen.

Die für einige Jahrzehnte fruchtbare *Einheit von Neurologie und Psychiatrie* wurde von Griesinger aus abgesonderten Beständen der Inneren Medizin im Rahmen der neuen Universitätspsychiatrie und auf Kosten der nunmehr in die Isolierung gedrängten und ihrerseits grollend aus der wissenschaftlichen Tätigkeit sich zurückziehenden Anstaltspsychiatrie begründet. Bedeutende Neurologen *und* Psychiater wie die Wernicke-Schüler Karl Bonhoeffer (1868—1948) und Karl Kleist (1879—1960) haben die Einheit noch in einer Zeit bewahrt, als schon die inzwischen unaufhaltsam gewordene institutionelle Trennung eingesetzt hatte. Was sich in den Händen mancher Epigonen als Neuropsychiatrie der Geheimräte ausnimmt, ist für einige Jahrzehnte eine in sich geschlossene, sehr lebendige und erfolgreiche Disziplin gewesen. Der praktisch tätige Psychiater kann auch heute auf neurologisches Grundwissen nicht verzichten, so wie für die ärztliche Ausbildung und für die spezielle Schulung des in neurologischen *und* psychiatrischen Fragen erfahrenen praktischen Nervenarztes die durch räumliche und personelle Nähe geförderte Kommunikation zwischen Neurologie und Psychiatrie kaum zu entbehren ist. Psychiater der jüngeren Generation würden jedoch in Kenntnis der methodischen Eigenständigkeit und der spezialistischen Differenzierung beider Fächer ein Mitredenwollen in Fragen der *wissenschaftlichen* Neurologie als Anmaßung und den unitarischen Anspruch, der in Anpassung an die Erwartungen der klinischen Medizin den Denkstil des 19. Jahrhunderts konserviert hat, als Selbstbehinderung empfinden. Umgekehrt können auch die psychiatrischen Anstrengungen des Neurologen aus der Sicht des Psychopathologen in den seltensten Fällen noch ernst genommen werden. Die Kenntnis der endogenen Psychosen, die im Mittelpunkt der psychiatrischen Bemühungen stehen, ist jedenfalls durch den Blick auf die Neurologie als vermeintliche Grundlagenwissenschaft psychiatrischer Forschung nicht gefördert, sondern im Gegenteil dogmatisch verengt worden. Die Konsequenz einer ausschließlich somatologischen Interpretation des „Irreseins", die den Kranken ins Bett verbannte und isolierte, ist der Anstaltsartefakt gewesen, dessen Monstrosität als das Ergebnis eines unerbittlich vorangeschrittenen Hirnprozesses resigniert hingenommen wurde. Die für einige Jahrzehnte selbstverständliche Annahme, daß den psychischen Krankheiten jeweils eine noch zu entdeckende *spezifische* Somatose zugrunde liege, hat inzwischen ihre Überzeugungskraft verloren.

Die Denkformen des 19. Jahrhunderts haben sich als sehr dauerhaft erwiesen. Der Außenstehende erwartet noch immer die Klärung psychiatrischer Kernfragen von den Fortschritten biochemischer und biophysikalischer Methoden. Beim gebildeten Laien muß dementsprechend in Fragen der psychiatrischen Begutachtung eine Bereitschaft vorausgesetzt werden, sich von somatischen Befunden und den Resultaten technischer Verfahren beeindrucken zu lassen, *obwohl der für die Begutachtung entscheidende psychische Befund nur mit psycho(patho)logischen Mitteln gewonnen werden kann.* Bei der Deutung somatischer Normabweichungen, deren Relevanz für Erleben und Handeln beurteilt werden soll, lassen sich sogar Sachverständige nicht selten zu Spekulationen im Stile der „Hirnmythologie" verleiten, die manchen „tiefenpsychologischen" Behauptungen an Gewagtheit nicht nachstehen. Spekulationen dieser Art sind eher noch gefährlicher, weil die relative Objektivität der naturwissenschaftlichen Methoden unversehens zur Objektivität der Konklusionen wird. Einschränkend muß allerdings bemerkt werden, daß die aus dem letzten Drittel des 19. Jahrhunderts überkommene Denkweise nur aus der Sicht des forensischen Psychiaters als somatologisches Vorurteil erscheint. In der klinischen Psychiatrie ist gegenwärtig im Fluß der geschichtlichen Wellenbewegung ganz legitim wieder eine positivistisch naturwissenschaftliche Grundeinstellung als Reaktion auf die intuitive Psychiatrie der 50er Jahre im Vordringen.

2.4. Die Lehre von der Entartung

Zur Verwirrung der Diagnostik hat nach Griesingers Tod wesentlich die Lehre von der Entartung beigetragen. In der Psychiatrie haben sich terminologische und ideologische Residuen der Entartungstheorie noch behauptet, als Abstammungslehre und Erbforschung schon ihr eigenes wissenschaftliches Gesicht gewonnen und den Irrweg korrigiert hatten. Ausstrahlungen lassen sich im naturalistischen Roman des 19. Jahrhunderts und noch bei Spengler nachweisen. Die Entartungslehre, die ihre maßgebende

Fassung 1857 in einem Werk von Morel gefunden hat, nimmt den Kulturpessimismus Rousseaus wieder auf, wenn sie mit Morel einen „type primitif" postuliert, von dem sich die natürliche Geschichte der Menschheit zunehmend entfernt. Die Entartungen sind negative Abweichungen von diesem type primitif, die von Generation zu Generation bis zum Aussterben des Geschlechtes voranschreiten. Vererbung ist weitgehend gleichbedeutend mit ursprünglich milieubedingter, auf die Nachkommen übergegangener Degeneration (W. Lenz). Die verschiedenen degenerativen Zustände können sich im Erbgang gegenseitig vertreten. Ein gleichartiger Vererbungsmodus der Nerven- und Geisteskrankheiten gilt bis zur Jahrhundertwende eher als Ausnahme (Mechler, 1963 a). Da Erblichkeit bei allen Formen des Irreseins eine wesentliche Rolle spielt, wird die Entartung zum übergeordneten Gesichtspunkt, unter dem die Mehrzahl psychischer Krankheiten gesehen werden muß. Neben anderen Formen des erblichen Irreseins und in etwa gleichbedeutend mit der Hebephrenie Heckers beschreibt Morel 1860 die démence précoce, auf die später Kraepelin zurückgreifen wird.

Besonders populär geworden ist der Degenerationsbegriff durch C. Lombroso (1835—1909), den Begründer der modernen Kriminalanthropologie (der in England bereits eine Kriminalsoziologie vorangegangen war). Der „geborene Verbrecher" ist ein Degenerierter, der entsprechend seiner Anlage auf eine primitivere Entwicklungsstufe — primitiv nunmehr im Sinne der Evolutionstheorie — zurückgesunken ist. Hinter der ebenfalls als Schlagwort weiterlebenden Prägung „Genie und Irrsinn" steht die Überzeugung Lombrosos, daß gerade geniale Menschen „Entartete" seien in unmittelbarer Nähe zum Irresein, wobei insbesondere die epileptische Entartung das Genie stimulieren soll. Auf der Gegenseite hat Galton, der Begründer von Zwillingsforschung und Eugenik, umfassende Belege für die Erblichkeit hoher Begabungen beigebracht (1869). Bei Lombroso und bei Möbius, der den Begriff prägt, liegen die Ursprünge der neueren *Pathographie*. Lange-Eichbaums Werk „Genie, Irrsinn und Ruhm", das von W. Kurth bis in die Gegenwart fortgeführt worden ist, gibt eine eindrucksvolle Zusammenstellung des seither erarbeiteten pathographischen Wissens.

Als 1859 Darwins Werk über den Ursprung der Arten durch natürliche Auslese nach langer, bis in die Jahre 1831—1836 zurückreichender Vorbereitung erschienen war, erhält die psychiatrische Entartungstheorie durch Magnan eine neue Richtung: Die Entartungen entstehen nicht als Abweichungen von einem idealen type primitif, sondern als Fehlentwicklungen, die auf den Stufen menschlicher Evolution durch hemmend in die Entwicklung eingreifende Entartungsursachen in Gang gebracht werden und von Generation zu Generation voranschreiten. Die Störung des seelischen Gleichgewichts entspricht dem Grad der Degeneration. Die Einbeziehung der Evolutionslehre bringt die vielbesprochenen „Stigmata hereditatis" in Beziehung zu Merkmalen früherer Entwicklungsstufen, die im Rückschlag als „Atavismen" auftreten sollen. Noch Darwin steht zu der Behauptung Larmarcks, daß erworbene Anpassungen vererbt würden. Erst mit der Wiederentdeckung und Anwendung der 1865 von Gregor Mendel mitgeteilten Vererbungsregeln vom Jahre 1900 an und mit der Einführung der Mutationstheorie verliert die Degenerationslehre ihre Grundlagen.

Unabhängig vom Degenerationsbegriff hat sich das Evolutionsprinzip in der Psychiatrie auch weiterhin behauptet. Maßgebend ist die Fassung geworden, in der es von J. H. Jackson (1835—1911) im Anschluß an Spencer zunächst auf neurologische Probleme angewandt worden war: Die Evolution des nervösen Substrates schreitet vom Allgemeinen zum Besonderen fort, vom Einfachen zum Komplizierten, von den Zentren unwillkürlicher zu den Zentren willkürlicher Funktionen. Die im Aufbau hinzukommenden Organisationen halten die überformten nieder, aus denen sie sich entwickelt haben. Dissolution durch Krankheit vollzieht sich in umgekehrter Richtung. Sie ermöglicht die Enthemmung bisher niedergehaltener Funktionen. Krankheitsprozesse führen zu Funktionsausfällen. Diesen *negativen* Symptomen sind als *positive* Symptome die enthemmten Äußerungen der auf niederem Niveau erhalten gebliebenen nervösen Strukturen gegenüberzustellen. Jackson selbst hat Konsequenzen seiner evolutionistischen Betrachtungsweise für die Interpretation psychopathologischer Phänomene nur angedeutet. Durch H. Ey, der die Prinzipien Jacksons zuerst 1936 gemeinsam mit Rouart für eine „dynamische" Auffassung der „Neuropsychiatrie" herangezogen und auf dieser Basis später eine umfassende eigene Konzeption entwickelt hat, ist das in der Psychiatrie schon früher beachtete evolutionistische Prinzip in neuerer Zeit wieder aktuell geworden.

Die Entartungslehre verspricht für einige Jahrzehnte eine Lösung der offenen Fragen. Ihre Faszination schwindet, als die unter dem Titel Degeneration zusammengefaßten Themenkreise — in der späteren Terminologie sind es Entwicklung und Vererbung, die endogenen Psychosen, die Psychopathien und Neurosen — sich verselbständigt haben. Als Möbius 1892 *endogene* und *exogene* Psychosen unterscheidet, meint „endogen" noch eine degenerative Reaktionsanomalie. Mechler (1963 a) hat im einzelnen gezeigt, wie der Begriff des Endogenen in zunehmende Abhängigkeit von dem Begriffspartner „exogen" gerät und schließlich, nur noch negativ umgrenzt, zum „Kryptogenen" wird, während die Erinnerung an die Herkunft aus der Entartung verloren geht. In ähnlicher Weise werden aus den „psychopathischen Minderwertigkeiten" (J. L. A. Koch, 1891—1893) die „psychopathischen Persönlichkeiten" der 8. Auflage des Kraepelinschen Lehrbuches von 1915. Noch 1899 rechnet Kraepelin die „psychopathischen Zustände" zum „Entartungsirresein" im engeren Sinne, und selbst Jaspers kann sich in der 1. Auflage seiner Allgemeinen Psychopathologie (1913) der Konvention nicht entziehen, wenn er die Phasen des manisch-depressiven Irreseins, die abnormen Reaktionen und Persönlichkeitsentwicklungen als „degeneratives Irresein" zusammenfaßt: Der Name habe sich eingebürgert, meine aber nicht (mehr) Entartung, sondern Abweichung von der normalen Artung.

Der Degenerationsbegriff hatte sich dadurch rasch unentbehrlich gemacht, daß er ein Unterkommen für die in der älteren Psychiatrie vernachlässigten Fälle zwischen Gesundheit und psychischer Krankheit bot. Solche Beobachtungen waren bis dahin an der fließend gedachten Grenze zwischen gesund und krank angesiedelt worden. Griesinger spricht seit 1861 von „haltlosen Gemüthern und schwachen Köpfen, von habitueller mäßiger Exaltation oder Verkehrtheit mit temporärem Außersichsein, von Trinkern, von Hysterischen" usw., die man psychisch keineswegs ganz normal nennen könne, ohne daß sich Merkmale einer bestimmten psychischen Erkrankung nachweisen ließen. „Es gibt in der Äußerungsweise selbst keine scharfe Grenzlinie zwischen Excentricität, Leidenschaftlichkeit, Verkehrtheit der Neigungen, Gemüthsstumpfheit und zwischen psychischer Erkrankung", keine in allen Fällen zutreffenden Merkmale dafür, ob jene Zustände krankhaft sind „oder ohne alle Einflüsse des Organismus als primitive Charakterqualitäten oder als erworbene Resultate der inneren Geschichte der psychischen Individualität bestehen" (^{3} 1871, 126).

In der Überschätzung der jeweils neugebildeten Krankheitsbezeichnungen aus dem Zwischenbereich verrät sich das Fehlen einer gültigen Gliederung der nicht eindeutig krankhaften psychischen Normabweichungen. Vor Griesinger sind es Monomanie und moral insanity, in anderer Weise auch die besonders im 18. Jahrhundert umfassend gebrauchte (Fischer-Homberger) und noch nicht auf eine nosophobische Fehlhaltung eingeengte Hypochondrie. Griesinger selbst berücksichtigt mit anderen die „reizbare Schwäche", die „nervöse Constitution" („Neuropathie") und beschreibt im Anschluß an französische Autoren den Zwang als einen „wenig bekannten psychopathischen Zustand." Es folgen Neurasthenie (Beard), Psychasthenie (Janet), Neurosen in vielerlei Gestalt und die neu belebte Hysterie als modische Diagnosen. Die nahezu beliebig anwendbare Degenerationslehre fügt eigene Bezeichnungen hinzu: den déséquilibré und dégénéré, die hereditäre Neurose mit ihren verschiedenen Ausgängen und die sexuellen „Perversionen", die im Verband einer „Psychopathia sexualis" (Kaan, Zit. nach Wettley, 1959) von 1886 ab in dem gleichnamigen, in vielen Auflagen erscheinenden Werk des Entartungstheoretikers v. Krafft-Ebing behandelt werden. Die Auflösung der nichtpsychotischen „degenerativen" Normabweichungen erfolgt in Richtung auf Psychopathien und Neurosen. Die Gleichsetzung von Kriminalität mit Degeneration erklärt, daß sich das Beiwort „degenerativ" gerade in Verbindung mit den flüchtigen „psychogenen Psychosen" und Wahnbildungen von Inhaftierten noch 2 Jahrzehnte über die Jahrhundertwende hinaus behauptet hat. Von Degenerationspsychosen spricht zuletzt P. Schröder bei den ohne Residuen abheilenden atypischen Psychosen zwischen den beiden endogenen Formenkreisen.

Aus dem Niedergang der Degenerationslehre geht die psychiatrische Terminologie verändert hervor. Der seit Nasse gebräuchliche und ursprünglich sehr weit gefaßte Begriff „Irresein" wird zwar noch benützt, hat sich aber, wie viele psychiatrische Begriffe im Laufe ihrer Anwendung, so mit negativen Bedeutungen beladen, daß er bald außer Gebrauch kommen wird. Das jetzt vordringende Wort „Psychose" taucht (nach Mechler, 1965) im „Lehrbuch der ärztlichen Seelenkunde" des österreichischen Dichterarztes E. v. Feuchtersleben 1845 auf; im Englischen ist es in einer Übersetzung nach v. Feuchtersleben als „psychosis" zuerst 1847 belegt. Sein gedanklicher Ursprung liegt in der „Seelenkrankheit" der deutschen Autoren, sprachlich ist es offenbar in Analogie zu „Neurose" gebildet worden. Mit der jetzt voranschreitenden Bedeutungsverschiebung, die aus Neurose ein funktionelles Nervenleiden mit noch ungeklärtem organischen Substrat und schließlich eine aus Erlebniszusammenhängen entstandene seelische Störung werden läßt, wird als Gegenpol zunehmend die „Psychose" benötigt. Schüle beschreibt den Übergang der hereditären neuropathischen Konstitution in geistige Erkrankung 1878 als Übergang der Neurose in die Psychose, hat aber in anderem Zusammenhang am gleichen Ort noch keine Bedenken, auch psychotische Verfassungen, soweit sie nicht gerade auf einem palpablen Hirnleiden beruhen, Neurose zu nennen. Ähnlich schwankend ist der Gebrauch des Wortes psychopathisch, das sich zunächst auf seelische Abnormität im weitesten Sinne richtet, das Irresein im engeren Gebrauch eingeschlossen. Noch im Jahre 1868 wird zur Diskussion gestellt, das in Wien zu errichtende Universitätsinstitut „Klinik für Psychopathien" zu nennen. Die Grenze zur Psychose wird erst von Koch gezogen, der im übrigen seine „Psychopathischen Minderwertigkeiten" zum Anlaß genommen hat, gleich vielen anderen Autoren die Einführung der verminderten Zurechnungsfähigkeit in das Strafgesetzbuch zu fordern. Als sich 2 Jahrzehnte später der Degenerationsbegriff aufgelöst hat, ist der Begriff „psychopathisch" für seine spezielle neuere Bedeutung frei geworden. Seiner Herkunft entsprechend betont er in neuerer Zeit die *Anlage*komponente, während die Bezeichnung „Neurose" im Abwägen beider Komponenten den Nachdruck auf die erlebnisabhängige und mitweltbezogene seelische Fehl*entwicklung* legt.

Der Bedeutungswandel des Neurosebegriffes liegt mit seiner Schlußphase im Schnittpunkt prinzipieller Auseinandersetzungen. In den 70er Jahren des 19. Jahrhunderts hatte sich der Neurologe Charcot an der Pariser Salpêtrière dem Studium der Hysterie und des auf den „tierischen Magnetismus" Mesmers zurückgehenden und von Braid so genannten „Hypnotismus" zugewandt und durch seine Autorität dem bis dahin suspekten Thema allgemeine Beachtung verschafft. Die Hysterie wird für Charcot bei aller Berücksichtigung psychischer Momente zu einer auf degenerativer Grundlage entstandenen Krankheit des Nervensystems, deren minutiös beschriebene Symptome auch durch den als hysterische Neurose verstandenen Hypnotismus herbeigeführt werden können. Hingegen sehen Liébault und Bernheim in Nancy in den sensiblen und motorischen Störungen der von Charcot jahrelang gehegten Hysterikerinnen zu Recht Artefakte (soweit es sich nicht um psychomotorische Epilepsien oder echte neurologische Erkrankungen gehandelt hat) und nehmen die von ihnen in breitem Umfang eingesetzte Hypnose als ein in einer schlafähnlichen Bewußtseinsveränderung wirkendes

Suggestivverfahren. Die mit der Schule von Nancy eng verbundenen holländischen Hypnotherapeuten haben 1889 das in Nancy angewandte Verfahren zuerst Psychotherapie genannt (Wettley, 1965). Freud hat 1885/86 viereinhalb Monate in der Klinik Charcots zugebracht, 1889 Bernheim in Nancy aufgesucht und von beiden Autoren, für die er auch als Übersetzer tätig gewesen ist, wichtige Anregungen bezogen. Daß der junge und ehrgeizige Nervenarzt in einem Wiener Vortrag 1886 — eine vorzügliche Darstellung des zeitgeschichtlichen Hintergrundes gibt Band I der großen Freud-Biographie von Jones — das Vorkommen von Hysterie mit Charcot auch bei Männern behauptete, wurde ihm von den Autoritäten bereits sehr verübelt.

Die eigene Methode entwickelt Sigmund Freud (1856—1939) erst aus der Zusammenarbeit mit dem älteren Arzt und Physiologen Breuer, der zu Anfang der 80er Jahre bei einer sehr intelligenten und selbstkritischen Patientin die Rückbildung hysterischer Phänomene nach der Aussprache über die Erlebnisbedingungen ihrer Entstehung beobachtet hatte. Freud übernimmt das von Breuer Katharsis genannte Verfahren und ersetzt beim Eindringen in die Biographie und ihre pathogenen Konstellationen die Hypnose zunehmend durch freies Assoziieren. Die „Studien über Hysterie" von 1895 sind gemeinsam erarbeitet. Als Freud 1896 zuerst von Psychoanalyse spricht, hat er sich bereits von Breuer getrennt, der die zentrale Rolle, die die Sexualität nach Freud für die Entstehung von Neurosen besitzen soll, nicht uneingeschränkt anerkennen und noch weniger den allenthalben mit heftiger Abwehr aufgenommenen Rückgriff auf die frühkindliche Sexualität billigen will. Die hier einsetzende Sonderentwicklung der Psychoanalyse hat nach entschiedener Ablehnung erst ein Jahrzehnt später und auch nur in einzelnen Vertretern die Universitätspsychiatrie wieder erreicht. Aus dem Hintergrund hat sie gleichwohl entscheidend zu einer rein psychologischen Interpretation neurotischer Störungen beigetragen. Innerhalb der Universitätspsychiatrie erfolgt die Umorientierung am Beispiel der „traumatischen Neurose", deren psychische und somatische Symptome von Oppenheim und Westphal mit molekularen Veränderungen der nervösen Substanz erklärt worden waren. Noch während des 1. Weltkrieges, der eine ungeahnte Zahl von „Lähmungen" und anderen Bewegungsstörungen nach Schreckerlebnissen und insbesondere nach Granatexplosion bringt, verteidigt Oppenheim seine These gegen die psychogenetische Deutung, unterliegt dann aber in der mit Bonhoeffer, Gaupp und Nonne geführten Diskussion.

2.5. Zur Geschichte der forensischen Psychiatrie

Die in der Medizin gewohnte und auch begreifliche Vernachlässigung historischer Zusammenhänge, die das Verständnis eines nicht nur von Fakten, sondern wesentlich auch von Ideen bestimmten Faches wie der Psychiatrie für den Außenstehenden zusätzlich erschwert (und dem geschichtsunwilligen Fachmann gerade hier immer wieder das Erlebnis eigener Originalität verschafft), macht einige Bemerkungen zur älteren Literatur der gerichtlichen Psychiatrie wünschenswert. Das letzte deutschsprachige Werk von Handbuchcharakter, die „Psychiatrie der Gegenwart", hat dem historischen Aspekt nur wenig Raum geben können. Ein fremdsprachiger Beitrag von G. Rylander, der die Beziehungen zwischen forensischer Psychiatrie und den verschiedenen Rechtssystemen besonders im Hinblick auf die englischsprachenden Länder und Skandinavien behandelt, verdient als Ausnahme mit unmittelbarer Beziehung zum Thema besondere Erwähnung. Man muß bis auf Krafft-Ebings „Gerichtliche Psychopathologie" im Ausgang des 19. Jahrhunderts zurückgehen, um ein Lehrbuch über den speziellen Gegenstand zu finden, dessen Autor sich noch die Mühe einer historischen Einführung gemacht hat. Die ältere Literatur ist von dem auch sonst um die Geschichte der Psychiatrie hochverdienten Johann Baptist Friedreich (1796—1862) zusammengetragen worden (1833).

Bis zur Jahrhundertmitte führt die 3. Auflage von Friedreichs „System der gerichtlichen Psychologie". Ältere Quellen finden sich des weiteren in der historischen Einleitung von Janowsky aus Band I (1881) und in den forensisch-psychiatrischen Beiträgen aus Band IV (1882) im von J. Maschka herausgegebenen „Handbuch der gerichtlichen Medicin".

Im 16. Jahrhundert werden die Voraussetzungen für eine gerichtliche Medizin in Mitteleuropa durch die Constitutio Criminalis Carolina von 1532 geschaffen. Begründer einer forensischen Psychiatrie ist Paolo Zacchia (1584—1659), Leibarzt zweier Päpste und Konsulent am obersten Gerichtshof des Kirchenstaates (V. Fossel). Von seinen ab 1621 erscheinenden und später wiederholt verlegten Quaestiones medico-legales sind insbesondere die 23 Quaestionen aus tom. I, lib. II unter tit. I („De dementia, et rationis laesione, et morbis omnibus qui rationem laedunt") der gerichtlichen Psychiatrie gewidmet. Mit psychischen Auffälligkeiten befaßt sich des weiteren eine ganze Reihe der in tom. III zusammengestellten 85 Consilien und 100 Decisionen. Die Kompetenz der Ärzte hatte schon Zacchia damit begründet, daß „Dementia, ac similes morbi, passiones cerebri sunt solis Medicis notae" (a.a.O. quaest. 1). Ein in Leipzig 1740 erschienenes „Programma quo ostenditur, medicos de insanis et furiosis audiendos esse" des J. Zacharias Platner macht deutlich, daß zu dieser Zeit trotz der schon bestehenden gerichtsärztlichen Tradition die Beiziehung ärztlicher Sachverständiger zur Beurteilung abnormer psychischer Verfassungen noch nicht selbstverständlich war. Auch hier wird die Zuständigkeit der Ärzte daraus abgeleitet, daß „Insania.... morbus est corporis, quo hominis cerebrum ita afficitur ut is, vel de omnibus, vel de nonullis demum, rebus recte cogitare et voluntati suae imperare nequeat". Noch später ist Kant auf begreiflichen Widerspruch gestoßen, als er in § 41 seiner Anthropologie erklärt hatte, nur das Irrereden im fieberhaften Zustand sei eine körperliche Krankheit und bedürfe medizinischer Vorkehrungen, während der Irreredende, bei dem der Arzt keine Körperkrankheit wahrnehme, als Verrückter bzw. Gestörter bei einer Straftat nicht an die medizinische, sondern an die philosophische Fakultät zu verweisen sei. Die Frage, ob er bei seiner Tat im Besitze seines natürlichen Verstandes- und Beurteilungsvermögens gewesen sei, sei gänzlich psychologisch, auch wenn körperliche Verschrobenheit der Seelenorgane bisweilen die Ursache einer unnatürlichen Übertretung des Pflichtgesetzes sein möge. Friedreich hat (zuletzt 1852) die Gegenargumente der Fachleute zusammengestellt und als ein Kuriosum lange nach Beendigung des von Kant angeregten Streites die Behauptung des Mediziners Coste (1826) und des Juristen Regnault (1828) angeführt, daß zur Beurteilung psychischer Krankheiten der gesunde Menschenverstand vollauf genüge. Ansonsten bestand Einigkeit darin, daß es entscheidend auf die *Erfahrung des Arztes* ankomme. Als weiteres Argument für die Zuständigkeit der Ärzte dient die zu Anfang des 19. Jahrhunderts vorherrschende und trotz einer idealistischen Gegenströmung von Friedreich und den meisten anderen Autoren als erwiesen angesehene Lehrmeinung, daß es Wahnsinn nicht ohne körperliche Krankheit gebe.

Mit Heinroth treffen sich die „Somatiker" während der ersten Dezennien des Jahrhunderts in der Überzeugung, daß sich der Arzt in erster Linie über *Freiheit* oder *Unfreiheit* des „Individuum quaestionis" zu äußern habe. Die einzig richtige Fragestellung des Richters an den Arzt sei (Friedreich, 1835, 134): „Ist oder war das Individuum im Besitze der psychischen Freiheit, oder war es im Stande, sich nach Vernunftgründen psychisch selbst bestimmen zu können?" Heinroth unterscheidet „organische Affectionen mit psychischen Reflexen", die er gebundene Zustände nennt, von den eigentlichen Seelenkrankheiten, die zum Verlust der Freiheit führen. Gebundene wie unfreie Zustände schließen die Zurechnungsfähigkeit aus. Indessen: „Der Mensch hat es sich jederzeit selbst zuzuschreiben, wenn er melancholisch, verrückt, wahnsinnig usw. wird" (1825, 261). Durch seine Schuld hat der Bösewicht, der als seelisch Kranker eine Straftat begeht, „die Diathesis zur Seelenstörung erworben; und wiederum durch seine Schuld hat er das Prinzip der Seelenstörung, die Vernunftberaubtheit, und mit ihr die Unfreiheit herbeigerufen... Er sollte entschuldigt, er sollte freigesprochen werden, weil er in Verstandesverwirrung und Willensgebundenheit gehandelt? Nein! Beide, diese Verwirrung und diese Gebundenheit, sind sein Werk, seine Schöpfung, die Frucht seiner Thaten, seines Lebens, die Krone seiner Schuld. Und so möge er sich denn immerhin straf-unfähig gemacht haben, aber straf-los ist er nicht" (1833, 198). Die Argumentation, die bei einem theoretischen Rigorismus dieser Art doch annähernde Übereinstimmung mit der sonst üblichen Praxis der Begutachtung herstellt, wurde schon von den Zeitgenossen als gekünstelt empfunden: Die Seelenstörungen sind zwar nach Heinroth so wenig unverschuldet wie die Trunkenheit, anders als der Betrunkene sei aber der seelisch kranke Täter nicht zu bestrafen. Die Zustände der Unfreiheit seien so beschaffen, daß sie, wie ähnlich schon die römischen Juristen und später Carpzow gelehrt hatten (F. Lubbers), der härtesten Strafe gleich geachtet werden könnten; sie dauerten oft lebenslang, so daß die Zeit für die Strafe nie eintrete; habe sich aber der unfreie Zustand wirklich zurückgebildet, sei die Bestrafung, weil sie diesen Zustand von neuem herbeiführen könne, nicht zu verantworten. Zu bestrafen wäre auch nicht die im Zustand der Unfreiheit begangene Tat, sondern das Vergehen, sich um die Freiheit gebracht zu haben. Wer sich aber zu wiederholten Malen in denselben Zustand der Unfreiheit stürzte und darin aufs neue Verbrechen, z. B. einen Mord, beginge, würde als ein wissentlich sündigender Feind der Vernunft zu behandeln sein und würde das Los des absichtlichen Mörders tragen müssen (1825, 262 f.).

Gemessen an dem extremen Standpunkt Heinroths behandelt das um die Jahrhundertmitte führende Werk, Friedreichs „System der gerichtlichen Psychologie", die Probleme grundsätzlich nicht anders als sie 100 Jahre später gesehen werden, wenn auch noch auf dem Boden der unreflektierten idealistischen Freiheitslehre. Schon damals interessiert die „Grenze zwischen den gewöhnlichen und so häufig im Leben vorkommenden Leidenschaften und Affecten, von denen Niemand behaupten wird, daß sie die Zurechnung aufheben sollen, und zwischen dem den freien Willen aufhebenden und der psychischen Krankheit selbst analogen Grade der Leidenschaft" (^{3} 1852, 379). Bei Friedreich und anderen Autoren erscheint in diesem Zusammenhang die „excandescentia furibunda" als ein (seit 1800) oft angeführter Begriff des jüngeren Platner. Anders als von Heinroth wird die *Trunksucht* als ein mit psychischen Abnormitäten einhergehendes und die Zurechnungsfähigkeit aufhebendes somatisches Leiden verstanden. Die von Friedreich mit großer Skepsis besprochenen „dilucida intervalla" des römischen Rechts waren den Psychiatern (wie auch vielen Juristen) nicht erst seit Anfang des 19. Jahrhunderts fragwürdig. Schon bei Paolo Zacchia liest man aaO. (nach einer Besprechung der dilucida intervalla mit den notwendigen Einschränkungen unter quaest. 21) als Leitsatz zu quaest. 23: „Semel furiosus semper praesumitur furiosus...". Die wichtigste Abweichung von späteren psychiatrischen Auffassungen — sie wird bei den Sachverständigen zwar nicht über Griesinger hinausgelangen, lebt aber weiter in der Populärpsychologie und ist von dort her mit verjüngter Terminologie und Argumentation neuerdings wieder im Vordringen — liegt in der Richtung der mania sine delirio und der Monomanie: Je „unnatürlicher", „gemeiner", „thierischer", ein Verbrechen, umso geneigter sind viele Autoren, die sich hier besonders auf Grohmann (1818/19) stützen, eine Aufhebung der „moralischen" Freiheit und damit Zurechnungsunfähigkeit anzunehmen. Sieht man ab von Auswüchsen der Monomanienlehre, die ohnedies von den Gerichten korrigiert werden, führt die Praxis der Begutachtung in der Hand wirklicher Fachleute seit Anfang des 19. Jahrhunderts kaum zu anderen Ergebnissen als in der Gegenwart. Die andersartige Terminologie, die etwa einen schizophrenen Residualzustand noch im Ausgang des Jahrhunderts als „sekundären Blödsinn nach Melancholie" klassifiziert, schließt grundsätzlich Übereinstimmung nicht aus. Hält man sich an die Kasuistik, so scheinen die Sachverständigen am ehesten noch bei Gewalttaten geordneter Wahnkranker Schwierigkeiten gehabt zu haben, sich den Geschworenengerichten begreiflich zu machen.

Mit Griesinger erscheinen auch in der forensischen Begutachtung neue Ideen. Schon 1845 meint Griesinger, die Lehre von der Zurechnungsfähigkeit tue besser, vom Begriff der Besonnenheit als von dem der Freiheit auszugehen. Die Neubearbeitung des Lehrbuches von 1861 bringt dazu nähere Ausführungen. Über die Zurechnung habe das

Gericht und nicht der Arzt zu entscheiden, der sich zutrauen sollte, die Beantwortung der Zurechnungsfrage abzulehnen, wenn sie von ihm gefordert werde. Richtigerweise seien die Ärzte nach *Krankheitszuständen* zu fragen, die das Seelenleben überhaupt gestört und speziell die Freiheit des Handelns aufgehoben oder mehr oder weniger beschränkt *haben* oder doch beschränken *konnten;* „es wäre entsetzlich, wenn den oft so schlechten und widersprechenden ärztlichen Gutachten eine befehlende Wirkung auf den Ausgang der Criminalprocesse zukäme" (^{3}1871, 47 f.). „Nicht Zurechnungsfähigkeit noch Willensfreiheit, sondern die Feststellung der Geistesgesundheit oder Krankheit" ist nach Krafft-Ebing die eigentliche Aufgabe des ärztlichen Sachverständigen (^{3}1892, 22). Auf dem Höhepunkt der naturwissenschaftlichen Psychiatrie und der Degenerationslehre geht es für Krafft-Ebing freilich weniger um die „psychischen Phänomene des Irreseins" als um die Frage nach dem Bestehen angeborener oder erworbener „Gehirn-Nervenkrankheiten". „Die Expertise muß ... zu einer neuropathologischen, die Beurtheilungsweise zu einer klinischen, die forensische ‚Psychologie' zu einer Psychopathologie vertieft und erweitert werden" (^{3}1892, 29). Das von Hoche herausgegebene „Handbuch der gerichtlichen Psychiatrie" hat in seiner 1901 erscheinenden 1. Auflage den von Krafft-Ebing exemplifizierten Diagnosenkatalog des späteren 19. Jahrhunderts bereits erheblich reduziert, steht aber noch außerhalb der Kraepelinschen Systematik.

Als 1871 der § 49 des 3. Entwurfes des Strafgesetzbuches für den Norddeutschen Bund als § 51 des Reichsstrafgesetzbuches geltendes Recht in Deutschland geworden war, nahm die Mehrzahl der forensisch tätigen Psychiater bereits Anstoß an den metaphysischen Implikationen eines Gesetzestextes, der die *Aufhebung der freien Willensbestimmung* (durch Bewußtlosigkeit oder krankhafte Störung der Geistestätigkeit) als Voraussetzung der Exkulpierung anführte. Das Bürgerliche Gesetzbuch, um das sich die psychiatrische Kritik viel weniger gekümmert hat, hält bekanntlich bis heute an entsprechenden Formulierungen fest. Die Streichung einer ursprünglich vorgesehenen und bis dahin in den Strafgesetzen der meisten deutschen Länder enthaltenen Bestimmung über eine verminderte Zurechnungsfähigkeit — über Einzelheiten und die Literatur zur älteren Strafrechtsreform unterrichten von psychiatrischer Seite de Boor (1959), Ehrhardt und Villinger — gab Stoff für eine Diskussion, die sich über Jahrzehnte erstreckt und dem Umfang und dem Engagement nach den seit 1948 im Anschluß an den bekannten Vortrag K. Schneiders geführten und von Haddenbrock so genannten „Agnostizismusstreit" noch weit übertroffen hat. Exponent der für eine gesetzliche Berücksichtigung der verminderten Zurechnungsfähigkeit eintretenden Autoren war Aschaffenburg, den Standpunkt der Gegenseite vertrat Wilmanns. Die Neufassung des § 51 StGB im Jahre 1933 folgt einer älteren Formulierung von Aschaffenburg. Erst jetzt erscheinen im Gesetzestext die üblicherweise als „Einsichtsfähigkeit" und als „Steuerungsfähigkeit" verstandenen Unterscheidungen. Der Sache nach waren sie bereits von Karl Joseph Mittermaier berücksichtigt worden, der in einem Heidelberger Vortrag von 1825 als Jurist (mit speziellen ärztlichen Interessen und Kenntnissen) die zeitgenössische psychiatrische Literatur kritisch gesichtet und parallel zu der Differenzierung von Verstandeskrankheiten und Willenskrankheiten eine *libertas judicii* (aut intellectus) von einer *libertas consilii* (aut propositi) unterschieden hat.

3. Die Epoche Kraepelins

3.1. Die Neuorientierung im Beginn des Jahrhunderts und die Psychiatrie der Gegenwart

Die von der klinischen Systematik Kraepelins ausgehende Umgestaltung, auf die noch näher einzugehen sein wird, hat der Psychiatrie um die Jahrhundertwende in wenigen Jahren die noch immer gültige neue Form gegeben. Der natürliche Endpunkt für die historische Betrachtungsweise liegt gegenwärtig im Beginn des 20. Jahrhunderts. Der wesentliche Bestand der seitherigen Entwicklung ist immer noch selbstverständliche Grundlage der unmittelbaren Gegenwart oder doch Grundlage einer systemimmanenten Kritik. Wohl gibt es neue Ansätze, die nach langer Vorbereitung durch die Zäsur des 2. Weltkrieges schärfere Konturen gewonnen haben und die nicht mehr recht in die Psychiatrie Kraepelins hineinpassen. Eine Grundströmung, die andere Richtungen in sich aufnehmen und mit Wahrscheinlichkeit die künftige Neuorientierung bestimmen wird, ist indessen noch nicht zu erkennen. Der Historiker wird sie rückblickend unter den aktuellen Entwicklungstendenzen auffinden. Jetzt schon die Leitlinie der Entwicklung voraussagen zu wollen, wäre voreilig.

Zwischen der gegenwärtigen Situation und der Lage der deutschsprachigen Psychiatrie vor genau 100 Jahren bestehen Parallelen. Wer bei Griesingers Tod (1868) eine fundierte Darstellung der zeitgenössischen Psychiatrie geben wollte, mußte ähnlich wie man heute mit Kraepelin und dem 20. Jahrhundert einsetzt, die Gegenwart mit dem neuen Jahrhundert beginnen lassen, als die barocken nosographischen Systeme zusammengebrochen waren und die ersten Kliniker mit wenigen einfachen Krankheitseinheiten oder den wenigen Stadien eines Verlaufszusammenhanges zu arbeiten begonnen hatten. Nach Griesingers Tod waren zwar alle Komponenten der künftigen Entwicklung greifbar, der tatsächliche Verlauf aber nicht vorauszusehen. Noch galt das einfache Schema der Einheitspsychose, so wie heute die Kraepelinsche Dichotomie gilt. Klinische Erfordernisse hatten unterdessen neue „Krankheiten" entstehen lassen: auf der einen Seite anatomisch-pathologisch begründbare Krankheiten im medizinischen Sinne, auf der anderen Seite klinisch-psychopathologische Einheiten mit unverbindlichen und bloß typologisch bestimmbaren Grenzen. Gerade in den Jahren nach Griesingers Tod wird die psychiatrische Diagnostik innerhalb des unveränderten Grundschemas besonders vielgestaltig. Das Kraepelinsche System bringt eine radikale Vereinfachung. Im Abstand von 100 Jahren ist damit zum zweiten Mal eine differenzierte Nosographie von einem einfachen klinischen Schema verdrängt worden. Auch innerhalb dieses Schemas haben sich bald wieder neue nosographische Systeme entwickelt. Wie die von manchen Autoren der Gegenwart betriebene „Differentialdiagnostik" der Depressionen und eine Reihe spezieller Typologien zeigt, ist die nosographische Intention unverändert lebendig. Man könnte einen natürlichen Antagonismus vermuten zwischen dem praktischen Anliegen einer spezialisierenden medizinischen Krankheitslehre und einem Unitarismus, der in großen Zeitabständen in einer psychopathologischen Gegenbewegung die Konsequenz aus der Erfahrung zieht, daß für die große Masse psychischer Normabweichungen keine somatologischen Krankheitskriterien angegeben werden können und alle nicht typologisch sondern nosologisch verstandenen Unterscheidungen unverbindlich bleiben. *In der Psychiatrie sind bisher Ideen langlebiger als Fakten ge-*

wesen. Es wäre möglich, daß das Kraepelinsche Schema wiederum die Spanne eines Jahrhunderts überdauert, obwohl die nosographische Spezialisierung innerhalb des Systems schon jetzt nach einer neuen Vereinfachung drängt. Die zu erwartende Gegenbewegung würde seit dem Ausgang des 18. Jahrhunderts die 3. grundsätzliche Umorientierung im Spannungsfeld zwischen Nosographie und Einheitspsychose sein.

Die Darstellung der Forschungsrichtungen und Lehrmeinungen in der Psychiatrie kann vom Beginn des 20. Jahrhunderts ab, und erst recht nach den Einschnitten des 1. und 2. Weltkrieges, nur der Intention nach objektiv sein. Der um eine sachliche und knappe Übersicht bemühte Beobachter wird von einer Überfülle von Namen und Meinungen bedrängt, aus denen er nur Beispiele herausgreifen kann. Was davon noch durch das Sieb der Geschichte fallen, was Bestand haben und was womöglich erst Bedeutung gewinnen wird, bleibt vorerst ungewiß. Der persönliche Standpunkt und die persönliche Beziehung, Neigung und Vorurteil müssen mit zunehmender Annäherung an die Gegenwart die Auswahl beeinflussen. Als Materialsammlung gibt die von K. Kolle 1964 aufgestellte „Genealogie der Nervenärzte des deutschen Sprachgebietes" eine wertvolle Hilfe. Freilich müssen auch die Listen Kolles, in denen der Autor nach seiner Formulierung jene Männer „verewigt" hat, die sich „kraft ihrer Eigenständigkeit in der Geschichte der Neuropsychiatrie ihren Platz erobert" haben, kritisch gelesen werden, hat doch die Gleichsetzung von amtlicher Würde und Kreativität in den Händen des Chronisten streckenweise eher ein psychiatrisches Mediokritätenregister als die gedachte Ruhmestafel entstehen lassen.

Mit ihrem unreflektierten Pragmatismus steht die Kraepelinsche Konzeption in ähnlicher Weise außerhalb der geistigen Bewegung der Zeit wie 100 Jahre zuvor die Systematik der französischen Kliniker. In ganzer Breite ist erst die Psychiatrie der Gegenwart von den philosophischen und psychologischen Richtungen erreicht worden, die um die Jahrhundertwende die Überwindung der für die Psychiater jener Zeit noch selbstverständlichen Elementenpsychologie eingeleitet hatten. Karl Bühler hat (1926) die damalige Situation als die „Krise der Psychologie" geschildert. Beschränkt man sich auf Einflüsse, die die Psychiatrie unmittelbar getroffen haben, muß neben Schopenhauer, Nietzsche, Brentano und anderen Anregern von großer mittelbarer Wirkung vor anderen Wilhelm Dilthey (1833—1911) genannt werden. Geleitet von der hermeneutischen Methode seiner geistesgeschichtlichen Analysen hat Dilthey (1894) eine beschreibende und zergliedernde Psychologie gefordert, die vom erlebten Zusammenhang des psychischen Ganzen her das einzelne zu interpretieren habe. Dem naturwissenschaftlichen *Erklären* wurde das *Verstehen* als geisteswissenschaftliche Methode gegenübergestellt. Dilthey hat den Begriff *Struktur* in die Psychologie eingeführt, ihn allerdings, wie es vielfach noch heute geschieht, mehrdeutig und vorwiegend phänomenalistisch gebraucht, um die Gliederung eines *Erlebnis*ganzen zu bezeichnen. Erst durch Krueger ist der Strukturbegriff im psychologischen Gebrauch auf dauerhafte (dispositionelle) Gefüge eingeengt worden. Um 1900 geben die „Logischen Untersuchungen" Husserls der Philosophie wegweisende Anregungen. Die Phänomenologie Husserls will die Bewußtseinsgegenstände und die intentionalen Akte aus der reinen Anschauung der Wesensverfassung des Bewußtseins darstellen. In ihrer ursprünglichen Fassung wird sie Ausgangspunkt für die empirisch gemeinte deskriptive Psychopathologie von Jaspers.

Zwischen den beiden Weltkriegen gewinnt die Schule der Phänomenologen vor allem über Max Scheler und Martin Heidegger Einfluß auf die Psychopathologie. Die Gedanken Husserls über die Konstitution des reinen Ego, die Intersubjektivität und die Lebenswelten sind unter dem Einfluß von Ludwig Binswanger erst in neuester Zeit psychopathologisch relevant geworden.

In der experimentellen Psychologie steht am Anfang der neueren Entwicklung ein Aufsatz von Christian v. Ehrenfels: „Über ‚Gestaltqualitäten'". Durch ihn ist 1890 der Gestaltbegriff eingeführt und der übersummenhafte und transponierbare Charakter von Gestalten gezeigt worden. 2 Jahrzehnte später formiert sich unter Wertheimer, Köhler, Koffka und anderen die mit experimentellen Methoden vorwiegend auf Fragen der Wahrnehmungs- und Denkpsychologie gerichtete *gestaltpsychologische* Schule. Ihr

Schwerpunkt verlagert sich durch die Emigration führender Psychologen zwischen den beiden Weltkriegen nach Nordamerika. Wenn man von der Hirnpathologie (Gelb und Goldstein) und anderen mehr randständigen Bereichen absieht, wird die Psychiatrie erst nach dem 2. Weltkrieg von (modifizierten) gestaltpsychologischen Konzepten (K. Lewin, F. Sander, W. Metzger) erreicht. Aus den Reihen der Gestaltpsychologen hat im Vorfeld der psychopathologischen Anwendung am meisten Kurt Lewin (1890—1947) zur Auflockerung der bewußtseinspsychologischen und intellektualistischen Ausgangsposition beigetragen. Die in den 20iger Jahren von Lewin entwickelte Motivationspsychologie („Vorsatz, Wille und Bedürfnis", 1926) wird später von dem inzwischen emigrierten Autor zu einer „Feldtheorie" ausgestaltet, die mit vorwiegend sozialpsychologischer Intention und unter Benützung auch psychoanalytischer Anregungen die Person nach dem Modell der Vektorrechnung im Kräftefeld ihres Lebensraumes beschreibt.

Parallel zur Berliner Schule der Gestaltpsychologen entwickelt sich aus gleichen Ursprüngen doch mit anderer Entwicklungsrichtung unter Felix Krueger (1874—1948) die *ganzheitspsychologische* (2.) Leipziger Schule. Die Gefühle waren von H. Cornelius als Gestaltqualitäten des jeweiligen Gesamtbewußtseinsinhaltes definiert worden. Krueger übernimmt um die Jahrhundertwende die Gefühlstheorie seines Lehrers Cornelius und ersetzt in diesem Zusammenhang „Gestaltqualität" durch „Komplexqualität" und schließlich „Ganzqualität". Ganzheit ist der umfassende Begriff. Das Erleben und speziell das Erleben von Gestalten ist ganzheitlich, umgekehrt jedoch ganzheitliches Erleben nicht immer gestalthaft. Die 1928 erschienene Abhandlung über das Wesen der Gefühle wird zwar von psychiatrischer Seite beachtet, die vor allem durch A. Wellek vermittelte *Strukturpsychologie* Kruegers beeinflußt jedoch das psychopathologische Denken erst seit dem 2. Weltkrieg. Sie stellt dem Erleben unter Betonung des Entwicklungsgedankens ein relativ dauerhaftes dispositionelles Gefüge personaler Gerichtetheiten gegenüber: psychische Struktur als den Grund, der die Phänomene trägt.

Nicht mit dem Dilthey-Kruegerschen Strukturbegriff zu verwechseln und nach ihm, doch offenbar ohne seine Kenntnis, entstanden, ist die auf die Linguistik F. de Saussures zurückgehende, in der osteuropäischen Sprachforschung nach dem 1. Weltkrieg, in der französischen Ethnologie und Soziologie nach dem 2. Weltkrieg entwickelte Methode des *Strukturalismus*. Hier geht es um die Rekonstruktion von geistes- und sozialwissenschaftlichen Sachverhalten in Modellen, die als regelhafte „Strukturen" die Funktionen und Zusammenhänge in ihrer wechselseitigen Abhängigkeit einer auch quantifizierenden Analyse offenlegen. U. H. Peters hat die strukturalistische Methode der Psychiatrie für die Interpretation komplexer Zusammenhänge empfohlen. Kritisch könnte eingewandt werden, daß entgegen dem Ganzheitsprinzip und vergleichbar der Strukturanalyse Birnbaums die Modellstrukturen des Strukturalismus *statisch-ahistorisch* konzipiert und *additiv* konstruiert sind.

Ganzheitliche Auffassungen haben sich seit der Jahrhundertwende auch sonst in der Psychologie durchgesetzt: In der Charakterologie (L. Klages, A. Wellek), in der Entwicklungspsychologie (H. Werner, W. Zeller), in der Psychologie des Kindes- und Jugendalters (W. Stern, K. und Ch. Bühler, E. Spranger, O. Groh), in der Persönlichkeitsforschung (W. Stern, E. Rothacker, Ph. Lersch, A. Gehlen, H. Thomae). Sie verbinden sich seit dem 1. Weltkrieg mit philosophischen Anregungen von psychologischer Relevanz: der Anthropologie Schelers, der auf Kierkegaard zurückgreifenden Existenzphilosophie Jaspers und Heideggers mit ihren Ausstrahlungen und der Schichtenlehre N. Hartmanns. Neuere Entwicklungen in Strafrechtslehre und Gesetzgebung, beispielsweise in der Theorie von Motivation und Handlung und im Jugendstrafrecht, sind nicht denkbar ohne den Wandel der philosophischen und psychologischen Grundüberzeugungen im Anfang des 20. Jahrhunderts.

Soweit die bewußtseinspsychologisch orientierte deutschsprachige Psychiatrie in den ersten Jahrzehnten nach der Jahrhundertwende überhaupt psychologische Anregungen benützt, werden sie der verstehenden Psychologie Diltheys, der Aktpsychologie und der Persönlichkeitsforschung entnommen. Was sonst an neuen Forschungsrichtungen entsteht, gewinnt ebenso wie Strukturpsychologie und Gestaltpsychologie erst nach dem 2. Weltkrieg Bedeutung. Während in Mitteleuropa eine *personalistische* Psychologie in den Vordergrund rückt — den von Experiment und Statistik faszinierten Vertretern der jüngeren Psychologengeneration gilt sie inzwischen wieder als überholt — tritt in Nordamerika der *Behaviorismus* an die Stelle der traditionellen Bewußtseinspsychologie. Er trifft sich in der Ablehnung introspektiver und verstehender Methoden mit der Reflexologie Pawlows. Hier wie dort wird das Reiz-Reaktion-Schema zu Verhaltenseinheiten höherer Ordnung fortentwickelt und von Tolman durch die Berücksichtigung einer zielgerichteten subjektiven Komponente erweitert, ohne daß das Ideal einer objektiven Psychologie auf der Grundlage von Neurophysiologie und Lerntheorie preisgegeben wird. Behavioristische Auffassungen sind in der deutschsprachigen Psychiatrie der Gegenwart vor allem mittelbar in der Forderung nach exakten experimentellen und statistischen Methoden wirksam geworden. Unmittelbaren Einfluß hat dagegen die *Sozialpsychologie* gewonnen. Sie hat sich, ebenfalls nach der Jahrhundertwende, aus Völkerpsychologie, Soziologie, Psychoanalyse und Gestaltpsychologie entwickelt. Für die Psychiatrie ist sie vor allem durch die Beschäftigung mit den Phänomenen der Interdependenz und Gruppendynamik wichtig geworden.

Auf dem Umweg über die in Nordamerika unter Mitwirkung europäischer Emigranten entstandene *Sozialpsychiatrie* kehrt die Psychoanalyse nach Mitteleuropa zurück, wo sie sich im engeren psychiatrischen Bereich trotz der Unterstützung durch E. Bleuler, C. G. Jung, P. Schilder, E. Kretschmer nicht gegen die Kraepelinsche Konzeption hatte durchsetzen können. Neben den in Berlin und Wien bis 1933 bzw. 1938 vorwiegend mit Neurosenpsychologie und Neurosentherapie befaßten psychoanalytischen Schulen von hohem Rang gibt es nur in der Schweiz seit E. Bleuler eine klinische Psychiatrie mit kontinuierlicher psychoanalytischer Tradition. Wie allenthalben — die französische Schule ausgenommen — hatte sich die Kraepelinsche Systematik auch in Nordamerika Anerkennung verschafft. Der aus der Schweiz stammende Adolf Meyer (1866—1950), der die amerikanische Psychiatrie in den ersten Jahrzehnten des Jahrhunderts entscheidend geprägt hat, war der Vermittler der Gedanken Kraepelins, Bleulers und Freuds, zugleich auch der Begründer einer Psychiatrie des common sense auf behavioristischer Grundlage, der Reaktionstypen an die Stelle der in Europa üblichen Krankheitseinheiten setzte und psychotische Syndrome nicht einlinig somatologisch sondern als gesellschaftsbezogene Antwort einer in ihren biologischen, psychologischen, sozialen und kulturellen Eigenheiten zu bestimmenden Persönlichkeit verstanden wissen wollte. Die Eingliederung der Psychoanalyse war damit vorbereitet. Durch A. Meyer und H. S. Sullivan hat die nordamerikanische Psychiatrie gegenüber den kontinentalen Schulen als psychoanalytisch beeinflußte Sozialpsychiatrie ihr eigenes Gesicht gewonnen. Die Orientierung an einer Pathologie der zwischenmenschlichen und gesellschaftlichen Beziehungen, die bis dahin am weitesten in der „Individualpsychologie" Alfred Adlers berücksichtigt worden waren, hat andererseits auf amerikanischem Boden zu einer Umformung der psychoanalytischen Lehre geführt. In neuerer Zeit sind die psychoanalytische Ich-Psychologie (P. Federn, E. H. Erikson, H. Hartmann), die Untersuchungen von R. Spitz über frühkindliche Fehlentwicklung, die Feststellungen von Th. Lidz zur Familiensituation Schizophrener Ausdruck dieser Synthese, die seit dem 2. Weltkrieg auf den Kontinent zurückwirkt.

3.2. Psychiatrische Systematik und klinische Psychiatrie

Die psychiatrischen Überzeugungen Emil Kraepelins (1856—1926) sind durch sein Lehrbuch in alle Welt verbreitet worden. Das Buch war 1883 in 1. Auflage als „Kompendium" herausgekommen und ist bis zur 8. Auflage — der letzten, die zu Lebzeiten des Verfassers in den Jahren 1909—1915 erschienen ist — auf 4 Bände angewachsen. Weniger bekannt ist Kraepelin, zeitweilig Mitarbeiter Wilhelm Wundts in dessen Leipziger Laboratorium, als Begründer der experimentellen Arbeitspsychologie und der Pharmakopsychologie. Mit dem biologiegläubigen Puritanismus der Psychiater seiner Zeit kämpft auch Kraepelin gegen den Alkoholismus. Überraschende rechtspolitische Aktualität hat in neuester Zeit seine vor immerhin 90 Jahren erschienene Erstlingsschrift über die Abschaffung des Strafmaßes gewonnen. In der 5. Auflage des Lehrbuches (1896) bringt Kraepelin, seit 1891 in Heidelberg lehrend ehe er 1903 nach München geht, eine auf das Verlaufsprinzip Kahlbaums gestützte neue Klassifizierung: Unter den „Stoffwechselerkrankungen" (aus der Gruppe der erworbenen Geistesstörungen) erscheinen als „Verblödungsprozesse" Dementia praecox, Katatonie, Dementia paranoides, unter den „konstitutionellen Geistesstörungen" das "periodische Irresein" mit manischen, zirkulären und depressiven Formen und die „Verrücktheit" (Paranoia). In der 6. Auflage von 1899 hat Kraepelin auf übergeordnete Gruppierungen verzichtet und 13 verschiedene Krankheitsformen angeführt, darunter die *Dementia praecox* mit hebephrenischen, katatonischen und paranoiden Formen und das *manisch-depressive Irresein*. Damit ist die Dichotomie der endogenen Psychosen begründet. Kraepelin selbst hat sie in seinem Lehrbuch nicht konsequent durchgeführt, erscheinen doch neben Dementia praecox und manisch-depressivem Irresein das Irresein des Rückbildungsalters mit gleichartigen Symptomen und die Paranoia als selbständige Krankheitsformen. In der 8. Auflage wird bereits der Bleulersche Schizophreniebegriff bei den Unterformen der Dementia praecox berücksichtigt, von der die Paraphrenien unterschieden werden — vorübergehend unterschieden —, bis die von Kraepelin anerkannten Untersuchungen W. Mayers die Einheit wiederherstellen. Geblieben ist die Sonderstellung der Paranoia, für deren Zugehörigkeit zur Schizophrenie sich K. Kolle (1931) bald nach Kraepelins Tod aufgrund von Verlaufsuntersuchungen einsetzt.

Kraepelin hat die eigene Konzeption in Frage gestellt, als er 1920 im Sinne von Jackson die „Erscheinungsformen des Irreseins" mit freigesetzten Funktionen früherer Entwicklungsstufen in Verbindung brachte und die verschiedenen, beispielsweise deliranten, hysterischen, schizophrenen „Äußerungsformen" nicht auf bestimmte Krankheitsvorgänge begrenzt wissen wollte, womit er sich den Auffassungen Hoches näherte. Alfred Hoche hatte auf die Bedeutung bereitliegender Symptomenkomplexe hingewiesen und den Kraepelinschen Einheiten seine Syndromlehre entgegengestellt. Spöttisch vergleicht Hoche das Geschäft der nosographischen Klassifizierung im Bereiche der endogenen Psychosen mit der Tätigkeit von Leuten, die eine trübe Flüssigkeit dadurch zu klären versuchen, daß sie sie von einem Gefäß ins andere gießen. Mit Entschiedenheit wendet sich auch K. Schneider in seinen frühen Arbeiten gegen die Gewohnheit, Dementia praecox und manisch-depressives Irresein als Diagnosen im medizinischen Sinne zu nehmen. Es handele sich um *psychologische* Tatbestände, hinter denen möglicherweise sogar derselbe Morbus stehe (1924).

Eine empfindliche Schwäche des Kraepelinschen Systems: das beziehungslose Nebeneinander der einzelnen Krankheitsformen, ist durch die Aufstellung der *exogenen Reaktionstypen* durch Bonhoeffer (1910) sichtbar geworden. Die exogenen („symptomatischen", „organischen") Syndrome, von denen sich nur eine begrenzte Zahl beschreiben läßt, sind diagnostisch unspezifisch. Über hypothetische „ätiologische Zwischenglieder" können verschiedenartige somatische Noxen zu denselben psychopathologischen Syndromen führen. Für die weitere Entwicklung der Lehre von den symptomatischen Psychosen mußte damit die Frage nach einem die exogenen Krankheitsformen verbindenden Prinzip wichtig werden.

Kurt Schneider (1887—1967) hat auf diesen Grundlagen seine bekannte Systematik entworfen. Schizophrenie und Cyclothymie (wie mit einer schon bei Kahlbaum für die leichteren Formen verwandten Bezeichnung die manisch-depressive Krankheitsgruppe jetzt genannt wird) sind auf noch unbekannte, aber als gewiß vorausgesetzte somatische Krankheiten zu beziehen. Auf der anderen Seite versammeln sich die *körperlich begründbaren Psychosen* als Ausdruck von Krankheitsvorgängen und Krankheitsfolgen, die im einzelnen bekannt sind. Bei den akuten Formen steht die *Bewußtseinstrübung*, bei den chronischen Formen stehen *Persönlichkeitsabbau* und *Demenz* im Vordergrund. Von den psychotischen Verfassungen insgesamt sind als *abnorme Spielarten seelischen Wesens* die abnormen Verstandesanlagen, die abnormen Persönlichkeiten und die abnormen Erlebnisreaktionen zu unterscheiden. Die von K. Schneider nicht berücksichtigten reversiblen körperlich begründbaren Psychosen *ohne* Bewußtseinsstörung, die von Antriebs-, Affekt-, Gedächtnis-, Wahrnehmungsstörungen oder von Wahnbildungen bestimmt sein können, sind von H. H. Wieck (1956) als *Durchgangs-Syndrome* beschrieben worden. Bei der Beschäftigung mit diesen Durchgangs-Syndromen hat es sich als zweckmäßig herausgestellt, die Unterscheidung akut-chronisch auf das somatische Substrat der körperlich begründbaren Psychosen zu begrenzen, die Psychosyndrome jedoch in *reversible* und *irreversible* aufzugliedern (W. Scheid, H. J. Weitbrecht, 1962; Wieck, 1967).

Zur Geschichte der psychiatrischen Klassifizierungsversuche hat sich K. Menninger geäußert, über die in aller Welt gebräuchlichen neueren Diagnosenschemata unterrichtet J.-E. Meyer. Hier ging es zunächst nur um die Leitlinie der neueren Entwicklung. Das Gesagte wird durch eine Besprechung der gebräuchlichen klinischen Einheiten zu ergänzen sein. Meinungen und Autoren, die im Rahmen der Kraepelinschen Konzeption bleiben, sollen schon in diesem Zusammenhang bis zur Gegenwart berücksichtigt werden. Für die Ordnung des Materials wird die Stellung der klinischen Krankheitseinheiten im System der psychiatrischen Krankheitslehre maßgebend sein. Das klinische Interesse richtet sich vor allem auf die endogenen Psychosen, während die Spielarten seelischen Wesens mehr am Rande stehen. Umgekehrt verhält es sich — wenn man von der Sonderaufgabe des vorwiegend mit Schizophrenen und Alterskranken befaßten Unterbringungsrichters absieht — mit der Häufigkeit der Syndrome in der forensischen Praxis.

Die in der Dementia praecox vereinigten Syndrome sind 1911 von Eugen Bleuler als „Schizophrenien" dargestellt und schon 1908 so genannt worden. Die trotz ungünstiger „Richtungsprognose" nicht zwingend auf einen bleibenden „Schwächezustand" zugeschnittenen Grenzen der Schizophrenien im Sinne Bleulers sind ungleich weiter als die der Dementia praecox. Sie umschließen auch die episodisch auftretenden, die mit phasischen Stimmungsschwankungen einhergehenden und ohne „Defekt" abheilenden Formen, sofern sie durch eine bestimmte Form der „Assoziationsstörung", bestimmte Wahnerfahrungen, Sinnestäuschungen und Beeinflussungserlebnisse als „schizophren" gekennzeichnet sind. Der vor allem auf Kosten des „manisch-depressiven Irreseins" ausgedehnte Schizophreniebegriff wird von der älteren Heidelberger Schule (Wilmanns, Jaspers, Gruhle, Mayer-Gross, Wetzel, Beringer) und von K. Schneider übernommen. Im weitesten Gebrauch reicht der Schizophreniebegriff Bleulers über die symptomarmen Formen einer „Schizophrenia simplex" und die „latente Schizophrenie" schließlich mit unverbindlichen Grenzen weit in die abnormen Persönlichkeiten hinein. Da die „Dementia praecox" als Terminus inzwischen außer Gebrauch gekommen ist, ist der nunmehr im engsten, in einem mittleren und im weitesten Sinne verwandte Schizophreniebegriff mehrdeutig geworden, ohne daß sich der einzelne Untersucher Rechenschaft über die Relativität *seines* Schizophreniebegriffes zu geben pflegt.

Die *forensischen Konsequenzen der Schizophreniediagnose* sind an der Dementia praecox entwickelt worden. Sie wurden auch dann beibehalten, als sich daneben die weitere Fassung Bleulers durchgesetzt hatte. Nur auf dem Boden der Dementia praecox läßt sich die uneingeschränkte Exkulpierung in jedem Einzelfall vertreten. Tatsächlich aber wird im forensischen Gebrauch die Diagnose Schizophrenie vielfach auch dort als verbindlicher Hinweis auf einen die seelische Individualität zerstörenden Prozeß genommen, wo sie nach den Grundsätzen Bleulers gestellt worden ist. Vernachlässigt wird dabei, daß zwischen der Psychose und den durchaus nicht immer defektuösen postpsychotischen Verfassungen ein grundsätzlicher Unterschied besteht (Janzarik, 1961; ähnlich schon Rauch, 1952).

Beibehalten wird die enge Fassung Kraepelins von Kleist und K. Leonhard, die im übrigen ihre „systematischen" oder „typischen" Schizophrenien in eine große Zahl von Sonderformen aufteilen und nach Art degenerativer neurologischer Prozesse zu Störungen bestimmter Hirnsysteme in Beziehung setzen. Daneben werden „unsystematische" oder „atypische" Schizophrenien unterschieden. Besondere Aufmerksamkeit gilt den (zuletzt 1957 von B. Pauleikhoff monographisch behandelten) *atypischen Psychosen* zwischen den Schizophrenien und den nach monopolaren und bipolaren Formen unterschiedenen manisch-depressiven Erkrankungen. Insbesondere gehören hierher die schizophren aussehenden Psychosen mit periodischem oder intermittierendem Verlauf, die, von den beiden endogenen Formenkreisen her gesehen, auch als „Mischpsychosen" oder „Randpsychosen" beschrieben worden sind. Leonhard hat sie als *cycloide* Psychosen dargestellt und unterscheidet im Anschluß an Wernicke, dessen Einfluß sich auf diesem Zwischengebiet trotz des Sieges der Kraepelinschen Systematik behauptet hat, *Motilitätspsychosen, Verwirrtheitspsychosen* und *Angst-Glückspsychosen*. Nimmt man die Schizophrenie im engsten Sinne als Maßstab wie Kleist bei der Abgrenzung seiner im einzelnen vielfach unterteilten *Phasophrenien* oder wie Bürger-Prinz in globaler Betrachtung, werden schließlich alle anderen endogenen Formen, die „atypischen Psychosen" eingeschlossen, zu *phasischen Psychosen*.

Die Vieldeutigkeit des Schizophreniebegriffes hat auch außerhalb der Kleistschen Schule zu Versuchen geführt, eine auf defektuöse Verläufe beschränkte Schizophrenie im engeren Sinne von *schizophrenieformen* Psychosen (Langfeldt), *Pseudoschizophrenien* (Rümke), schizophrenieähnlichen *Emotionspsychosen* (Staehelin, Labhardt, Boeters) symbiontischen Psychosen (Scharfetter) und anderen reaktiven (psychogenen) Psychosen zu unterscheiden oder mit französischen Autoren allein die zu fortschreitender Zerrüttung und zur Umwandlung der Persönlichkeit und ihrer Welt führenden chronischen Wahnerkrankungen Schizophrenie zu nennen (H. Ey, 1958). Auf der anderen Seite steht der Schizophreniebegriff K. Schneiders, der in negativer Abgrenzung unter den „endogenen" Psychosen mit unbekanntem körperlichen Substrat solche Psychosen zusammenfaßt, die *nicht* die typisch cyclothyme Symptomatik zeigen. Positiv werden als Merkmale schizophrener Psychosen die „Symptome 1. Ranges" angegeben. Auch für die endogenen Psychosen gilt nach K. Schneider der ausschließlich auf krankhafte Veränderungen des Leibes gegründete medizinische Krankheitsbegriff. Nur in Sonderfällen kann auf die Annahme einer „Somatose" verzichtet und die Möglichkeit eines „metagenen" Verirrens der Seele ohne somatische oder psychologische Ursache erwogen werden. Zwischen cyclothymen und schizophrenen Psychosen ist nur eine *Differentialtypologie* möglich. Dagegen besteht eine *differentialdiagnostisch* zu bestimmende scharfe Grenze zu den abnormen Persönlichkeiten und Erlebnisreaktionen.

Ein vorläufiger Abschluß der Lehre von den endogenen Psychosen, die in Deutschland erst nach dem 2. Weltkrieg wieder in Bewegung gerät, wird im Handbuch der Geisteskrankheiten mit dem Beitrag über „Die endogenen und reaktiven Gemütserkrankungen und die manisch-depressive Konstitution" von Johannes Lange (1928) und dem von Wilmanns herausgegebenen Schizophrenieband aus der Heidelberger Klinik (1932) erreicht. Die Ausführungen Langes zu den Überschneidungen mit anderen Formenkreisen lassen erkennen, daß es schon unmittelbar nach Kraepelins Tod schwierig war, die Einheit des „manisch-depressiven Irreseins" aufrecht zu erhalten. „Manisch-depressiv" („zirkulär", „cyclisch") im strengen Sinne ist eben nur ein Bruchteil aller phasischen Psychosen. Depressive Syndrome und Verläufe mit ausschließlich depressiven Phasen sind bei weitem in der Überzahl. Der enggefaßte Cyclothymiebegriff K. Schneiders, von dem wieder die Grenzen der Schizophrenie abhängen, ist denn auch von den mit vitaler Traurigkeit einhergehenden *Depressionen* bestimmt. Doch gerade hier hat sich in neuester Zeit die spezielle Systematik am meisten gewandelt durch die Abgrenzung der *Untergrunddepression* (K. Schneider), der *endo-reaktiven Dysthymie* (Weitbrecht) und anderer Randformen im Grenzbereich endogener, neurotischer, reaktiver und körperlich begründbarer depressiver Verstimmungen. Die 1966 unabhängig voneinander durchgeführten Untersuchungen von J. Angst und C. Perris sprechen unter Berücksichtigung erbbiologischer Befunde *gegen* die nosologische Einheitlichkeit der manisch-depressiven Erkrankungen und für die von Leonhard vertretene Unterscheidung bipolarer und monopolarer phasischer Psychosen. Von den zirkulären Verläufen als der bisherigen „Kerngruppe" des manisch-depressiven Irreseins sind danach die rein depressiv verlaufenden monopolaren und periodischen Psychosen als selbständige Krankheitsform abzugrenzen.

Die Resultate der *somatologischen* Forschung sind auf dem Gebiet der endogenen Psychosen bis in die jüngste Zeit hinein hoffnungslos hinter den angewandten Mühen zurückgeblieben. Während histologische Befunde und biochemische Untersuchungsverfahren, die noch vor wenigen Jahrzehnten lebhaft diskutiert wurden, längst überholt und selbst manche vielbeachteten Ansätze aus den letzten Jahren schon wieder zur Seite gelegt und vergessen sind, hat die *psychiatrische Genetik* ihren Methoden und Ergebnissen nach eine kontinuierliche Entwicklung genommen. Daß die genetischen Grundlagen der endogenen Psychosen gegenwärtig eher undurchsichtiger sind als sie es vor einigen Jahrzehnten zu sein schienen, liegt nicht an der Erbforschung sondern an den von der Klinik angebotenen Krankheitseinheiten. Sie lassen sich als psychopathologische Syndrome und Verlaufszusammenhänge mit den üblichen Erbkrankheiten, etwa degenerativen neurologischen Systemerkrankungen, einfach nicht vergleichen und werden doch behandelt, als seien es eigenständige und genau abgrenzbare Krankheiten. Zu Recht bemerkt H. Luxenburger (1939, 798), die Schizophrenie als klinisch-nosologisches Gebilde könne noch nicht als erbliches Merkmal im Sinne der Erbbiologie aufgefaßt werden; sie sei in der üblichen Abgrenzung der Phänotypus eines noch unbekannten Genotypus. Die Forderung, nicht die *Psychose* Schizophrenie sondern die gesuchte körperliche Grundstörung, die *Somatose*, als Ausgangspunkt zu nehmen, verschiebt freilich das Problem in eine Richtung, der die Erbforschung heute nicht mehr ohne weiteres folgen würde. Wenn auch eine *Abhängigkeit endogener Psychosen von Anlagefaktoren* nicht bestritten werden kann, bleibt doch die früher vernachlässigte Frage, *was* eigentlich bei diesen Psychosen vererbt wird: ob wirklich eine somatische Krankheit, etwa eine noch unbekannte Enzymstörung, oder charakterologische Varianten, biologisch verankerte Reaktionsweisen, pathokline Entwicklungsdispositionen und Entgleisungsbereitschaften, die erst auf Umwegen, insbesondere in der Verschränkung mit peristatischen Bedingungen, zu Krankheiten im psychopathologischen Sinne führen. Die Fortschritte der psychiatrischen Genetik liegen nicht zuletzt in der kritischen Auseinandersetzung mit den klinischen Grundlagen und in einer höchst differenzierten Behandlung des Anlage-Umwelt-Verhältnisses. Die psychiatrische Zwillingsforschung, deren Ergebnisse noch vor kurzem als verhältnismäßig eindeutig und wenig problematisch galten, zeigt die Vielschichtigkeit der modernen Interpretation.

Die Literatur zur psychiatrischen Erbforschung ist so umfangreich, daß nur wenige Namen und einige große Übersichtsarbeiten angeführt werden können. Von E. Rüdin, der durch den Medizinalstatistiker Weinberg beraten wurde, stammt eine durch ihre Methodik für spätere Untersuchungen grundlegende Monographie „Zur Vererbung und Neuentstehung der Dementia praecox" (1916). Bis zum 2. Weltkrieg behauptet die psychiatrische Erbforschung in Deutschland eine führende Stellung. Daneben sind vor allem skandinavische und schweizerische Autoren hervorgetreten. Im von G. Just herausgegebenen „Handbuch der Erbbiologie des Menschen" berichtet 1939 Luxenburger über „Die Schizophrenie und ihr Erbkreis", J. Lange über „Das zirkuläre Irresein". F. J. Kallmann setzt seine in Deutschland begonnenen Arbeiten, besonders auch seine Zwillingsstudien, in den Vereinigten Staaten fort; von englischen Autoren sei E. Slater genannt. Die Handbuchbeiträge von E. Strömgren und E. Zerbin-Rüdin unterrichten über den gegenwärtigen Stand. Das Anlage-Umwelt-Verhältnis ist jüngst eingehend von K. Diebold erörtert worden. Soweit es die Entstehung der Schizophrenien angeht — Beiträge zum Thema sind 1971 von M. Bleuler und J. Angst herausgegeben worden — gibt neuerdings die Annahme einer polygenen Vererbung peristatischen Einflüssen einen weiten Spielraum.

Die psychiatrische Erbforschung lieferte die wissenschaftliche Begründung für das „Gesetz zur Verhütung erbkranken Nachwuchses" von 1933, eine auf Krankheitseinheiten im medizinischen Sinne zugeschnittene Begründung, die auf dem Gebiete der endogenen Psychosen, der Epilepsie und des Schwachsinns bei weitem nicht so gesichert ist, wie es z. Z. der Anwendung des Gesetzes schien. Durch die gesetzlich *erzwungene* Unfruchtbarmachung ist die psychiatrische Erbforschung, die im Einzelfall durchaus Argumente für eine *freiwillige* Sterilisation auch aus eugenischen Gründen beibringen kann, kompromittiert und seither in Deutschland vernachlässigt worden. Ihre Übertreibungen haben die nicht weniger einseitige Reaktion eines psychiatrischen Soziologismus herausgefordert. Die wissenschaftliche Diskussion, auf die sich später die nationalsozialistische Diktatur bei der Tötung Geisteskranker bezogen hat, kommt aus der gleichen positivistischen Richtung wie die voreilige eugenische Anwendung der Ergebnisse psychiatrischer Erbforschung. Vorgeschichte und Durchführung der als „Euthanasie" ausgegebenen Maßnahmen sind von H. Ehrhardt (1965) behandelt worden. Einen erschütternden Erlebnisbericht gibt G. Schmidt.

Die Darstellung der Mißbildungen, der Krankheitsprozesse, der traumatisch und toxisch verursachten Hirnschäden und der Residualzustände, die zu körperlich begründbaren Psychosen und Abbausyndromen führen können, wie der Syndrome selbst ist Aufgabe der speziellen Psychiatrie. Aus dem weiten Bereich der *körperlich begründbaren Psychosen* können hier nur Fragen behandelt werden, die über die Diagnosen im einzelnen hinausreichen. Bald nach Abgrenzung der endogenen Psychosen wurde man auf psychotische Bilder aufmerksam, die dem endogenen Typus entsprachen, aber offenkundig auf organischer Grundlage, etwa im Zusammenhang mit einer progressiven Paralyse oder einer perniziösen Anämie, entstanden waren. G. Specht äußerte 1913 die Vermutung, daß einschleichende und wenig massive äußere Noxen „endogene" Bilder, sehr intensiv wirkende endogene Noxen andererseits „exogene" Symptome im Verlaufe endogener Psychosen hervorrufen könnten. Später war man überwiegend der Auffassung, es handele sich in solchen Fällen um endogene Psychosen, die bei einer entsprechenden „Anlage" durch die somatische Noxe „ausgelöst" würden. Am Beispiel von Psychosen bei perniziöser Anämie und Pellagra haben schließlich, unabhängig voneinander, H. Büssow (1939) und B. Llopis (1946), die sich damit der Auffassung Spechts näherten, gezeigt, wie auf dem Weg zu körperlich begründbaren Psychosen nacheinander beim gleichen Patienten depressive, maniforme und schizophrene Bilder erscheinen und in umgekehrter Richtung wieder verschwinden können. Am Vorkommen „symptomatischer" Psychosen vom endogenen Typus nach dem Beispiel der seit dem 2. Weltkrieg häufig beobachteten schizophrenen Syndrome bei Amphetaminmißbrauch und neuerdings beim Mißbrauch von Haschisch, LSD und anderen Rauschmitteln wird gegenwärtig nicht mehr gezweifelt. Zwischen Alkoholhalluzinose und Schizophrenie ist die Grenze schon immer strittig gewesen.

Unklar blieb lange Zeit die systematische Stellung der *Epilepsien*. Die genuine (idiopathische, kryptogene) Epilepsie, von der die symptomatischen Formen bei cerebralen Funktionsstörungen aus bekannter Ursache abgegrenzt werden, wurde als der 3. endogene Formenkreis den Schizophrenien und den manisch-depressiven Erkrankungen zur Seite gestellt. Vorübergehend wurde die Stellung der genuinen Epilepsie im Verband der großen Psychosen noch gefestigt, als Kretschmer in seinem auf die endogenen Psychosen zugeschnittenen Konstitutionsschema Epilepsie und athletischen Habitus in Verbindung gebracht und Mauz (1937) den Epileptiker im Rahmen der *iktaffinen* Konstitution als enechetischen Typus beschrieben hatte. Inzwischen sind die

Epilepsien insgesamt in die Reihe der anderen Gehirnkrankheiten zurückgetreten: Hier wie dort kann das Grundleiden mit einer Wesensänderung einhergehen oder zu körperlich begründbaren Psychosen und Abbausyndromen führen. Dem außerordentlich weit gefächerten Spektrum von Anfallsmanifestationen, psychischen Normabweichungen und Verhaltensstörungen scheint eine ähnlich weite Streuung der pathophysiologischen Vorgänge zu entsprechen, die zu erhöhter Krampfbereitschaft führen können. Es gibt im Übergangsbereich von Neurologie, Psychiatrie und Pädiatrie keine Krankheitsgruppe von umfassender Bedeutung, deren Kenntnis in ähnlicher Weise durch die naturwissenschaftlichen Fortschritte der letzten Jahrzehnte vertieft worden wäre wie die der Epilepsien. Entscheidend war die Einführung der Elektrencephalographie. Sie erlaubte diagnostische Feststellungen unabhängig von Anfällen und Anfallsäquivalenten und konnte die für Epilepsie charakteristischen Potentiale auch ohne ein manifestes Anfallsleiden und in manchen Fällen auch bei klinisch gesunden Blutsverwandten von Epileptikern nachweisen, was wieder der Erbforschung neue Anregungen gab. Das jüngst erschienene Werk von D. Janz, dessen Arbeiten in den letzten beiden Jahrzehnten die Gruppierung der Anfallskrankheiten nach klinischen Gesichtspunkten wesentlich gefördert haben, gibt einen umfassenden Überblick. Den genetischen Aspekt behandelt der Handbuchbeitrag von G. Koch (1967).

Mit den *epileptoid* genannten Psychopathen werden Übergänge zwischen cerebraler Organschädigung und den Spielarten seelischen Wesens berührt. Epileptoid hießen auf der einen Seite Epileptiker ohne epileptische Anfälle, auf der anderen Seite charakterologische Varianten mit den für Epileptiker charakteristischen Wesenszügen. Dazwischen beschrieb vor allem Gruhle (1930) als epileptoid Übergangsformen mit endogenen Verstimmungszuständen, Alkoholintoleranz und neuropathischen Stigmen. Über die Begriffsgeschichte unterrichtet Conrad (1939, 992 ff.). In der forensischen Psychiatrie meinte der oft gebrauchte Terminus in erster Linie primitiv-triebhafte, reizbare und explosible Persönlichkeitsvarianten. Gerade hier, aber auch bei affektlabilen und geltungsheischenden Psychopathen haben sich später elektrenzephalographisch gehäuft Normabweichungen, wie sie auch bei Epileptikern vorkommen, nachweisen lassen. Im Einzelfall muß an früh erworbene Hirnschäden, Reifungshemmungen und angelegte Persönlichkeitsvarianten mit und ohne Beziehung zu den Epilepsien gedacht werden.

Auf die somatologischen Methoden, die den Bereich »reiner« Persönlichkeits- und Intelligenzvarianten erheblich eingeengt haben, wird noch näher einzugehen sein. Am Beispiel des „Epileptoiden" ging es nur um die Feststellung, daß unter den alsbald zu besprechenden psychopathischen Persönlichkeiten auch *Encephalopathen* und erst recht die nur mehrdimensional aufzuhellenden abnormen Persönlichkeitsvarianten und Fehlhaltungen angetroffen werden, bei denen eine encephalopathische Komponente, beispielsweise eine perinatal erworbene Hirnschädigung, früh die pathogene Fehlentwicklung vorbereitet hat. Man hat hier auch von *Pseudopsychopathen* gesprochen. Den Encephalopathen können in diesem Zusammenhang die *Endokrinopathen* zugerechnet werden. M. Bleuler hat sich (1954) eingehend mit der Psychiatrie endokriner Störungen befaßt, die sich im Feld von Stimmung, Impuls und vitalen Trieben ausdrücken, und hat auf die Übergänge des „endokrinen Psychosyndroms" zu psychopathischen Varianten aufmerksam gemacht. Die bei manchen abnormen Persönlichkeiten besonders im Bereich vegetativer Funktionen nachzuweisenden *neuropathischen* Stigmen können ebenso Ausdruck eines organischen Schadens wie eine den abnormen Wesenszügen gleichgeordnete konstitutionelle Variante sein. Auf die Möglichkeiten einer *positiven* Kompensation der „Organminderwertigkeit" hat Alfred Adler hingewiesen. Ähnlich wie im Umkreis von Persönlichkeitsmerkmalen ist im Bereich der Intelligenz zu differenzieren zwischen angelegten Varianten der Verstandesbegabung (bzw. umweltabhängiger Verkümmerung der Intelligenz) und den auf Mißbildungen, Krankheitsprozessen und Krankheitsfolgen beruhenden Schwachsinnsformen. Mit der Unterscheidung im einzelnen und ihren theoretischen und experimentellen Grundlagen befassen sich die Psychologie der Intelligenz und spezielle, weit über die Grenzen der Psychiatrie hinausreichende Untersuchungsmethoden. Die Diagnostik ist in den letzten Jahren durch die Chromosomenpathologie in eine neue Dimension vorgedrungen.

Die *abnormen Spielarten* seelischer Entwicklung, seelischen Wesens und Reagierens lassen sich mit medizinischer Diagnostik nicht adäquat erfassen. Auch in der forensischen Praxis sind manche Mißverständnisse daraus entstanden, daß sich die Psychiatrie in den letzten hundert Jahren dieses Grenzbereiches bemächtigt und ihn nach den Grundsätzen der naturwissenschaftlichen Medizin diagnostisch parzelliert hat. Eine entgegengesetzte Tendenz zur Vereinheitlichung, die sogar die endogenen Psychosen einbezieht, verbindet sich mit dem umfassenden Neurosebegriff der Psychoanalyse. Die aus der Schematisierung von Triebschicksalen gewonnenen Formeln haben aber auch wieder den Charakter von Quasidiagnosen. Der aus der medizinischen Tradition kommende und hier wie dort wirkende Zwang, zu diagnostizieren und zu klassifizieren, hat auf einem Gebiet, auf dem es keine positiven Kriterien für eine Einteilung gibt, zu einer Anhäufung von Benennungen geführt, hinter denen jeweils verschiedene theoretische Konzepte stehen. Angesprochen ist der individuelle Fall, doch gemeint ist das Konzept, dem die Interpretation im einzelnen folgt. Die im Netz psychiatrischer und neurosenpsychologischer Klassifizierungen festgehaltenen Biographien und Lebensäußerungen geraten in den Umkreis von Krankheit, Psychose und Krankheitsresiduum, in den sie nur ausnahmsweise hineingehören. Gewiß können Erfahrungen, die aus dem therapeutischen Umgang mit seelischen Fehlentwicklungen und Fehlhaltungen gewonnen sind, in der Hand des Sachverständigen die Analyse vertiefen und zur Aufhellung sonst nicht erkennbarer Zusammenhänge beitragen. Ihre Verallgemeinerung zur Konzeption *der* Psychopathie oder *der* Neurose nimmt jedoch an diagnostische Schemata gebundene Konsequenzen vorweg, die bei den abnormen Spielarten seelischen Wesens nur aus den Besonderheiten des Einzelfalles abgeleitet werden können. *Eine Diagnostik um jeden Preis hat die Grenzen des Pathologischen in unzulässiger Weise ausgedehnt.* Konflikte, Aggressionen und kurzschlüssig-affektive Lösungen bestimmen alltägliches Verhalten eher als Regel denn als Ausnahme.

Auf die zahlreichen, doch unverbindlichen Versuche, die von einer Durchschnittsnorm abweichenden Varianten zu ordnen, soll nicht näher eingegangen werden. Die Darstellung der Neurosenlehre in ihren verschiedenen Richtungen ist ohnedies Sache eines eigenen Beitrages zu diesem Handbuch. Manche Unterscheidungen wie etwa die nach Fremdneurosen, Schichtneurosen, Randneurosen und Kernneurosen (J.H. Schultz) sind auch in der klinischen Psychiatrie gebräuchlich geworden. Der *Neurosebegriff* unterstreicht die situative Entstehung von Fehlhaltungen und abnormen Weisen des Reagierens aus Erlebniswirkungen zumal in den plastischen Entwicklungsstadien der frühen Kindheit und der Pubertät, während der auf dieselben Phänomene gerichtete *Psychopathiebegriff* den Nachdruck auf die Anlage legt. Erfahrene Untersucher aus beiden Lagern stimmen darin überein, daß nur in Grenzfällen alternative Feststellungen möglich sind, im übrigen aber das Ineinanderwirken von Anlage und peristatischen Bedingungen den individuellen Fall in jeweils anderer und nur in grober Schätzung zu bestimmender Verteilung prägt. Die Mehrzahl psychiatrischer Untersucher neigt dazu, auch für neurotische Phänomene Psychopathie als Oberbegriff zu verwenden, weil eben seelische Fehlentwicklungen, Fehlhaltungen und abnorme seelische Reaktionen in der Regel charakterologisch präformiert sind. Neurosenpsychologisch wird dagegen eingewandt, daß das vorgeblich Psychopathische bereits Ausdruck früh entstandener Charakterneurosen sei. Die nach psychiatrischer Auffassung für psychopathische Persönlichkeiten und die Ausbildung neurotischer Züge wichtigen Anlagefaktoren müssen vor allem in der Vitalschicht, in Antrieb und Emotionalität vermutet werden. Versteht man mit K. Schneider unter Psychopathen solche abnormen Persönlichkeiten, die an ihrer Abnormität leiden oder unter deren Abnormität die Gesellschaft leidet, finden sich neurotische Auffälligkeiten mit subjektivem Leidensdruck, und damit psychopathische Persönlichkeiten in der einen Hauptrichtung der Definition, vor allem bei den wenig belastungsfähigen psychasthenischen Varianten mit zugleich differenzierter und reagibler Wesensart. Unabhängig von dem jeweils gewählten Oberbegriff ist andererseits die Bedeutung von prägenden Erlebniswirkungen gerade in der Vorgeschichte sozial schlecht angepaßter und störender Persönlichkeiten nicht zu unterschätzen, etwa bei jener Gruppe psychopathischer Störer und Krimineller, für die im angloamerikanischen Gebrauch der Psychopathiebegriff in erster Linie reserviert bleibt. Aktuell ist allerdings gegenwärtig eher die Überschätzung der Peristase.

Die Lehre von den psychopathischen Persönlichkeiten fußt in Deutschland seit 1923 überwiegend auf der Typologie K. Schneiders, die nach hervorstechenden Eigenschaften unsystematisch 10 verschiedene Typen psychopathischer Persönlichkeiten unterscheidet. Wie kritisch Schneider selbst in späteren Jahren dem Psychopathiebegriff gegenübergestanden ist, wird weniger beachtet. Die ursprünglich als Handbuchbeitrag erschienene und seither wiederholt aufgelegte Monographie Schneiders, die durch eine Studie über Persönlichkeit und Schicksal von Prostituierten vorbereitet worden war, gibt zugleich einen Überblick über zahlreiche andere Darstellungen des Psychopathieproblems. Unter ihnen sind besonders bekannt geworden die Ordnungsversuche Kretschmers: die Konstitutionstypologie Kretschmers und seine Reaktionstypologie, in der Primitivreaktionen, sthenische und asthenische, expansive und sensitive Reaktionsweisen unterschieden werden. Die unsystematischen Typen Schneiders haben sich als hinreichend spezialisiert und als besonders handlich erwiesen. Gleich den konstitutionellen Varianten Kretschmers und anderen Typen wie den Extravertierten und Introvertierten C. G. Jungs sind sie auch außerhalb der Psychiatrie gebräuchlich geworden. Manche der Schneiderschen Psychopathentypen sind für die forensische Psychiatrie uninteressant, andere von mäßiger, wieder andere, wie die gemütlosen und die willenlosen Psychopathen, von wesentlicher Bedeutung.

N. Petrilowitsch hat die Psychopathentypen Schneiders unter strukturpsychologischen Gesichtspunkten fortgeführt und besonderen Nachdruck auf die Anlage-Umwelt-Problematik und das Verhältnis Psychopathie-Neurose gelegt. Leonhard behandelt die Psychopathen als *akzentuierte* Persönlichkeiten (1968). Gerade im forensischen Gebrauch könnte diese Bezeichnung den an die Quasidiagnose „Psychopathie" gebundenen Mißverständnissen entgegenwirken. K. Ernst (1959, 1968) und R. Tölle (1966) haben katamnestische Untersuchungen an Neurotikern und abnormen Persönlichkeiten durchgeführt. In Verbindung mit kriminologisch-forensischen Fragen wurde die Anlage-Umwelt-Problematik u. a. von J. Lange (1929), H. Kranz (1936), F. Panse (1939), F. Stumpfl (1935, 1959) behandelt. Das Psychopathieproblem wird berührt in den Darstellungen, die W. v. Baeyer 1935 von psychopathischen Schwindlern und Lügnern, K. Ernst 1938 von Gewalttätigkeitsverbrechern und ihren Nachkommen gegeben haben. Aus juristisch-kriminologischer Sicht sind Entwicklung und Problematik des Psychopathiebegriffes soeben von W. Kallwass behandelt worden. Grundlegend für die Beschäftigung mit dem Psychopathieproblem sind noch immer die kritischen Übersichten, die v. Baeyer und Kranz, hier unter einem mehr forensischen, dort unter einem mehr klinischen Aspekt, 1959 im Handbuch der Neurosenlehre und Psychotherapie vorgelegt haben. Hinzu kommen seit 1972 Beiträge von A.-E. Meyer, J.-E. Meyer, Pauleikhoff und Mester, Petrilowitsch, Schwidder, Strotzka, die in Bd. II/1 der 2. Aufl. der „Psychiatrie der Gegenwart" das Gesamtgebiet der Neurosen, Psychopathien, abnormen Reaktionen und Entwicklungen behandeln. Über den neuesten Stand der Erbforschung bei Psychopathien und Neurosen unterrichtet E. Strömgren (1967 a).

Aus der großen Breite akzentuierter Persönlichkeiten, akzentuierten Reagierens und Verhaltens heben sich abnorme Entwicklungen, Fehlhaltungen und abnorme Reaktionen heraus, die ihrem Ausmaße nach klinische Bedeutung gewonnen haben und dann an Hartnäckigkeit, Unempfindlichkeit gegen jede Therapie und als subjektiv und objektiv erlebter Störfaktor psychotische Verfassungen und postpsychotische Residualzustände hinter sich lassen können. Aus der Sicht eines Krankheitsbegriffes, der den Krankheitsnachweis auf biologische Methoden stützt, besitzen sie gelegentlich *Krankheitswert*. Manche von ihnen — man denke an die Inanition bei der Anorexia mentalis, an die Kontrakturen bei psychogenen Bewegungsstörungen — können sekundär zu schweren Organschäden führen. In der Mehrzahl waren klinische Einheiten dieser Art bereits beschrieben worden, bevor sich Psychopathie und Neurose als Oberbegriffe durchsetzten. Forensisch relevant werden nichtschizophrene paranoische Wahnbildungen, wahnähnliche Reaktionen und andere abnorme Erlebnisreaktionen, Selbstmordversuche unterschiedlicher Motivation, die Suchten, suchtähnliche Fehleinstellungen der sexuellen Appetenz, die in bestimmten „psychopathischen" Wesenszügen präformierten Typen des Querulanten, des Pseudologen und Hochstaplers. Zivilrechtliche und versicherungsrechtliche Bedeutung können alle Formen seelischer Fehlhaltung bekommen einschließlich der psychogenen Körperstörungen, der Hypochondrien und der in Demonstration und Simulation erscheinenden Tendenzen bis hin zu den als Selbstmordveranstaltung auftretenden und zuweilen als Selbstmord mißglückenden Erpressungsversuchen. Zwänge und Phobien, die gelegentlich den Sozialrichter beschäftigen, stehen in der Regel außerhalb des engeren forensischen Bereiches. Die entschuldigend gern so genannten triebnahen kriminellen *Handlungen* haben mit Zwang im psychiatrischen Sinne kaum je etwas zu tun.

Die jüngste rechtspolitische Entwicklung, die dem Gedanken der Resozialisierung des Rechtsbrechers den verdienten Raum gegeben hat, muß den Sachverständigen erneut skeptisch gegen die Verwendung des beispielsweise bei manchen Gewohnheitsverbrechern naheliegenden Psychopathiebegriffes stimmen. Er würde der im psychiatrischen Gebrauch immer noch vertretbaren aber doch fragwürdigen Bezeichnung nicht gerne in den Kommentaren begegnen und sich von Juristen sagen lassen, was er unter Psychopathie zu verstehen habe. *Unter forensischen Gesichtspunkten sind die Begriffe Psychopathie und Neurose unbrauchbar*. Die von Kallwass mit juristischer Präzision begründete Alternative: Verzicht auf den gängigen Psychopathiebegriff oder Eintreten in den an potentiellen Kriminellen orientierten angloamerikanischen Sprachgebrauch, könnte vom Sachverständigen nur im Sinne des Verzichtes beantwortet werden. Die Enge des im ausgehenden 19. Jahrhundert zur Norm erhobenen Menschenbildes hat die Abgrenzung konventionswidriger Varianten als Psychopathien und Neurosen überhaupt erst wünschenswert gemacht. Die Einsicht, daß unabhängig von Krankheit und Krankheitsfolge die Spielbreite des Menschlichen, gerade auch in seinen negativen Möglichkeiten, weit größer ist, als jene Zeit glauben mochte, sollte den Verzicht leicht werden lassen. Wo es um deviante Persönlichkeiten, abnorme Reaktionen, seelische Fehlentwicklungen und Fehlhaltungen geht, kommt, wie schon betont, alles auf die Analyse des einzelnen Falles an mit seinen charakterologischen, biographischen, situativen und sozialen Besonderheiten. Den präventiven und therapeutischen Intentionen der künftigen Strafrechtspflege wäre mit der Bindung an kontroverse psychoanalytische und psychiatrische Begriffe ein schlechter Dienst erwiesen. Für das nosographische Denken des Mediziners bezeichnet der Rechtsbegriff der schweren seelischen Abartigkeit einen Leerraum, der durch Terminologie ausgefüllt sein will. Der auf die Erfassung der Individualität in allen ihren Bezügen gerichtete forensische Psychiater muß dem Sog widerstehen können und beim Umgang mit den handlichen Quasidiagnosen seine Unabhängigkeit von den dahinterstehenden Gedankengebäuden behaupten.

3.3. Die deskriptive Psychopathologie auf dem Boden des Kraepelinschen Systems

Nicht dem Namen nach, doch als Wissenschaft mit eigenem Forschungsgegenstand, eigener Methodik und kritischem Methodenbewußtsein ist die *Psychopathologie* unmittelbar vor dem 1. Weltkrieg von Karl Jaspers (1883—1969) begründet worden. Eine als Zugang zur älteren Literatur wertvolle „Allgemeine Psychopathologie zur Einführung in das Studium der Geistesstörungen" von H. Emminghaus (1878) unterscheidet sich vom Gegenstand und von der Methode her nicht von den psychiatrischen Lehrbüchern der Zeit. Die Vorlesungen über Psychopathologie von G. Störring (1900) behandeln psychopathologische Phänomene in ihrer Bedeutung für eine an Wundt orientierte Psychologie. Am Beispiel des Eifersuchtswahns erläutert Jaspers 1910 die für die Zuordnung abnormer seelischer Phänomene grundlegende Frage „Entwicklung einer Persönlichkeit" oder „Prozeß" und unterscheidet dabei „psychische" und organische („physisch-psychotische") Prozesse. Untersuchungen über die Trugwahrnehmungen (1911, 1912) sichten das bisher vorliegende Material und begründen eine auf das Kriterium der *Leibhaftigkeit* gestützte Lehre von den Sinnestäuschungen. Der Aufsatz über „Die phänomenologische Forschungsrichtung in der Psychopathologie" (1912) und die große Arbeit über kausale und verständliche Zusammenhänge zwischen Schicksal und Psychose bei der Schizophrenie (1913) erläutern die methodologischen Voraussetzungen von Jaspers und ihre Ursprünge bei Dilthey, Husserl, Simmel, Max Weber. 1913 erscheint die „Allgemeine Psychopathologie". Das epochemachende Werk des jungen Privatdozenten für Psychologie und späteren Philosophen, der damals noch Arzt an der Heidelberger Klinik ist, erfährt in seiner 4., nach mehrjähriger Verzögerung 1946 erscheinenden Auflage eine letzte grundlegende Neubearbeitung und Erweiterung, die ihm einen nahezu enzyklopädischen Charakter gibt. Die methodologische Schulung durch Jaspers und zunehmend auch die Auseinandersetzung mit ihm bestimmen noch die gegenwärtige Psychopathologie, soweit sie sich nicht auf ein von psychoanalytischer Begriffsbildung umgrenztes System zurückgezogen hat.

Mit methologischen Fragen befassen sich nach Jaspers L. Binswanger und A. Kronfeld. Die von K. Birnbaum parallel zur mehrdimensionalen Diagnostik Kretschmers entwickelte „psychiatrische Strukturanalyse" (1919, 1923) richtet sich auf den Aufbau der Psychose und erläutert dabei Begriffe, die seither immer wieder gebraucht worden sind, wie prädisponierend, provozierend, pathogenetisch und pathoplastisch. Jaspers selbst erwähnt als geschlossene Darstellungen aus dem Gebiete der allgemeinen Psychopathologie Gruhles deskriptiv-ordnende „Psychologie des Abnormen" und die seit 1922 in vielen Auflagen erschienene und an den Prinzipien der phylogenetischen Schichtung und der Konstitutionsforschung orientierte „Medizinische Psychologie" von E. Kretschmer. 1955 erscheint ein „Lehrbuch der allgemeinen Psychopathologie" von K. W. Bash. Es stützt sich auf eine ganzheitliche Psychologie und verwertet unter besonderer Berücksichtigung C. G. Jungs auch psychoanalytische Anregungen. Einen wichtigen Beitrag zur allgemeinen Psychopathologie leistet nach dem 2. Weltkrieg H. Müller-Suur mit seinen Untersuchungen zum Normbegriff.

Die Psychopathologie von Jaspers wird vor allem von der Heidelberger Klinik und von K. Schneider aufgenommen, der die Tradition der deskriptiven Schule fortführt und ihr nach dem 2. Weltkrieg zu breiterer Wirkung verhilft. Von anderen psychopathologischen Richtungen wird noch die Rede sein. Die Mehrzahl der Kliniker, die sich nach 1935 der Somatotherapie der Psychosen zuwendet, ist an den geisteswissenschaftlichen Grundlagen des Faches, soweit sie sie überhaupt sieht, wenig interessiert. Sie begnügt sich, wie zuvor Kraepelin und E. Bleuler, mit einer selbstgezimmerten Elementenpsychologie. Für die Heidelberger Schule steht das Schizophrenieproblem im Vordergrund. Gruhle bearbeitet den psychopathologischen, W. Mayer-Gross den klinischen Aspekt. 1927 erscheint die Monographie K. Beringers über den Meskalinrausch. Sie gehört noch heute zu den grundlegenden Arbeiten über die experimentelle Psychose. Prinzhorn sammelt die darstellende künstlerische Produktion psychisch Kranker und veröffentlicht 1922 sein berühmtes Buch über die Bildnerei der Geisteskranken. Jaspers analysiert das Werk von Hölderlin, Strindberg und van Gogh.

A. Homburgers „Vorlesungen über Psychopathologie des Kindesalters" (1926) sind für lange Zeit das führende Werk der Kinder- und Jugendpsychiatrie, die sich erst in letzter Zeit als eigenes Fach von Psychiatrie und Pädiatrie zu lösen beginnt (v. Stockert, Tramer, Villinger, Asperger, Lutz und H. Stutte).

Ein Handbuchbeitrag von H. Stutte konnte seit 1960 als die geschlossenste deutschsprachige Gesamtdarstellung gelten. In der 2. Aufl. von Bd. II/1 der „Psychiatrie der Gegenwart" wird 1972 das große Kapitel der Kinder- und Jugendpsychiatrie, eingeleitet durch Stutte mit einer knappen, doch umfassenden Literaturübersicht, von G. Bosch, R. Lempp, J.-E. Meyer, M. Müller-Küppers, W. Spiel bearbeitet. 1971 erscheint ein Lehrbuch von Harbauer und Mitarb. Ebenfalls aus jüngster Zeit stammen Monographien über depressive Syndrome (Nissen) und über Schizophrenien (Eggers) im Kindes- und Jugendalter.

Außerhalb des Heidelberger Kreises überträgt K. Schneider (1920) die von Max Scheler entwickelte Phänomenologie des emotionalen Lebens auf den Aufbau der Depressionszustände, deren endogene Formen auf eine primäre Störung der Vitalgefühle zurückgeführt werden unter besonderer Betonung der „vitalen Traurigkeit". Auch unabhängig von den Sonderinteressen einer bestimmten Schule stehen die *schizophrenen* Phänomene im Mittelpunkt der psychopathologischen Forschung. Die klinischen Grundlagen werden von der Züricher Schule erarbeitet (Eugen Bleuler 1857—1939, Carl Gustav Jung 1875—1961). Entgegen dem Intellektualismus des späten 19. Jahrhunderts legt Bleuler den Nachdruck auf die „Affektivität" und gewinnt auf dieser Ebene früh den Zugang zu den Lehren Freuds. Die Bedeutung emotionaler Bedürfnisse bei der Wahnentstehung — H. W. Maier spricht wenig später von „katathymer Wahnbildung" — wird 1906 von Bleuler für den paranoischen Wahn gezeigt. Der Handbuchbeitrag von 1911 will im Sinne Freuds die Erlebnisse und Inhalte Schizophrener aus der Wirkung der vom „bewußten Ich" abgespalteten Affekte, aus verdrängten „Komplexen" (C. G. Jung) herleiten. Festgehalten wird an einem Hirnprozess, der zu einer „Spaltung der psychischen Funktionen" führt und dabei besonders die „Assoziationstätigkeit" und die Affektivität beeinträchtigt. Einschränkend meint allerdings schon Bleuler (1911, 373), „daß die Voraussetzung eines physischen Krankheitsprozesses nicht absolut notwendig" sei. 1914 entwickelt J. Berze seine Schizophreniekonzeption und beschreibt mit Beziehungen zu P. Janets „abaissement du niveau mental" als „Grundstörung" eine „primäre Insuffizienz der psychischen Aktivität". Mit der deskriptiven Psychopathologie der Schizophrenie beschäftigt sich zwischen den beiden Weltkriegen C. Schneider.

Die deskriptive Psychopathologie in der Richtung des Heidelberger Arbeitskreises behauptet eine führende Stellung bis in die Zeit nach dem 2. Weltkrieg. Bevorzugte Themen sind seit den ersten Veröffentlichungen von Jaspers die Sinnestäuschungen und ganz besonders der Wahn. Er ist als „echter" Wahn durch die „Beziehungssetzung ohne Anlaß" (Gruhle), durch die ihrer Struktur nach „zweigliedrige" Wahnwahrnehmung (K. Schneider) gekennzeichnet. Die Formalisierung des Wahns zu einem dem psychologischen Verstehen nicht mehr zugänglichen Primärsymptom und der Rekurs auf den somatischen „Prozeß" begegnen zunehmender Skepsis und wirken als Widerstand, der eine Neuorientierung erleichtert. Mit der ihm eigenen Schroffheit formuliert Gruhle noch 1951: „Der Wahn entsteht nicht aus subliminalen Wünschen, nicht aus irgendwelchen unterdrückten Regungen. Er ist ein organisch-cerebrales, nicht ableitbares, nicht einfühlbares Symptom".

Auf dem Gebiet der phasischen Psychosen und der abnormen Spielarten seelischen Wesens ist die von Jaspers abhängige Psychopathologie weniger hervorgetreten. Gleiches gilt für die körperlich begründbaren Psychosen. Hier geht es zwischen den beiden Weltkriegen ohnedies nicht um psychopathologische, sondern um hirnpathologische und klinische Fragen, die ganz im Sinne der Kraepelinschen Denkweise behandelt werden. Die somatologische Forschung, die die Bedeutung des Hirnstamms für die vegetativen Regulationen, für Antrieb und Emotionalität entdeckt, bezieht unterdessen eine neue Position. Die eigentliche Grundlage seelischer Phänomene wird nicht mehr in der motorischen und sensorischen Rindentätigkeit, sondern in der Funktion subcorticaler Zentren gesucht.

Das katastrophale Naturexperiment der Encephalitis epidemica (lethargica), die von 1916 an für ein Jahrzehnt die Welt überzieht, liefert die von Constantin v. Economo, F. Stern und anderen für eine Pathologie subcorticaler Strukturen und Funktionen ausgewerteten Befunde. Die Augenmuskellähmungen und extrapyramidalen Bewegungsstörungen im Gefolge der Economoschen Encephalitis sind vor allem neurologisch relevant. Psychiatrisch interessieren die Störungen der Schlaf-Wachregulation, die Verstimmungen, die Drangzustände und die Triebentgleisungen, schließlich auch die besonders nach Erkrankungen im Kindesalter beobachteten und zumeist ohne intellektuelle Demenz auftretenden Formen einer Wesensänderung in Verbindung mit Verhaltensstörungen und kriminellen Entgleisungen. Ähnlich umfassend ist der Beitrag, den die Auswertung der Kriegserfahrungen bei Hirntraumatikern für die Pathologie des Hirnstammes geleistet hat. Einen monumentalen Abschluß bildet 1934 die als „allgemeine Psychopathologie auf hirnpathologischer Grundlage" verstandene Gehirnpathologie von Kleist. Hinzu kommen die Erfahrungen der Neurochirurgie und Hirnpathologie (O. Foerster, H. Spatz u. a.) bei Eingriffen im Hypophysen-Zwischenhirnsystem. Allen diesen Entwicklungen voraus hatte Martin Reichardt schon vor dem 1. Weltkrieg die „vegetativen Zentralapparate" und die „psychischen Zentralfunktionen" im Hirnstamm vermutet. Folgerungen für die allgemeine Psychiatrie und speziell für die endogenen Psychosen werden von G. Ewald und G. Stertz gezogen. Psychopathologisch steht auf dem Gebiete der körperlich begründbaren Psychosen das *amnestische* Syndrom im Vordergrund. Von H. Bürger-Prinz und M. Kaila wird 1930 als Grundstörung des 1887 von S. S. Korsakow beschriebenen Syndroms eine Störung von Antrieb und Emotionalität angenommen. Die Verbindung zur Pathologie des Hirnstammes wird von E. Gamper, E. Grünthal, G. E. Störring und vielen anderen hergestellt. Als *apallisches* Syndrom beschreibt Kretschmer 1940 eine Blockierung der Großhirnrindenleistungen, die nur noch elementare Funktionen des Hirnstammes übrig läßt. Das Gesamtgebiet der mnestischen und situativen Störungen bei reversiblen und irreversiblen körperlich begründbaren Syndromen ist in neuerer Zeit monographisch von H.-J. Haase (1959) und W. Zeh (1961) dargestellt worden.

3.4. Sonderentwicklungen und Gegenströmungen

Nach dem 1. Weltkrieg bleibt die deutsche Psychiatrie für längere Jahre im Spannungsfeld zwischen der an das Kraepelinsche System gebundenen Psychopathologie des Heidelberger Kreises und der Tübinger Schule, die mit Robert Gaupp (1870—1953) die überkommenen Grundlagen in Frage zu stellen beginnt. Gaupp war Assistent von Wernicke *und* Kraepelin gewesen, hatte aber im Sinne der später von Jaspers fortentwickelten methodologischen Kritik und entgegen der Grundintention seiner Lehrer schon früh Bedenken gegen die Überschätzung der somatologischen Forschung in der Psychiatrie geäußert. Die um den berühmt gewordenen Kriminalfall des wahnkranken Massenmörders Wagner zentrierten Paranoiastudien Gaupps befassen sich mit der Entstehung bestimmter systematisierter Wahnformen aus charakterologischen und situativen Bedingungen. Sie bilden die Grundlage, auf der Kretschmer (1918) die Trias von Charakter, Erlebnis und Milieu als Voraussetzung sensitiver Wahnbildung beschreibt und die Konzeption des sensitiven Beziehungswahnes vorträgt. Die auf dem Grenzgebiet zur Schizophrenie entwickelten psychogenetischen Auffassungen der Tübinger Schule haben entgegen der vorherrschenden endogenetischen Deutung der Psychosen erst nach dem 2. Weltkrieg breitere Resonanz gefunden. Mit einiger Verspätung ist es inzwischen nahezu selbstverständlich geworden, mit Kretschmer (1919) psychopathologische Phänomene auch ihrer Genese nach „mehrdimensional" zu sehen. Die umfangreiche Literatur zur Wahnforschung und zum Paranoiaproblem, in der grundsätzliche psychiatrische Kontroversen bevorzugt ausgetragen worden sind, reicht bis zur Gegenwart. Die letzte monographische Darstellung unter vorwiegend klinischen Gesichtspunkten wurde 1965 von P. Berner vorgelegt, den psychopathologischen Aspekt hat zuletzt Janzarik (1967) bearbeitet. 1972 wird zum Gedächtnis R. Gaupps eine Vortragssammlung über den Wahn von W. Schulte und R. Tölle herausgegeben und erscheint ein Handbuchbeitrag von Berner über die paranoiden Syndrome.

Neben Kraepelin und Jaspers, die pragmatische Nüchternheit und die methodische Klarheit dieser ganz anders gearteten Forscher durch Intuition ergänzend, gehört Ernst Kretschmer (1888—1964) für die Psychiatrie der 1. Hälfte des 19. Jahrhunderts zu den großen Anregern. Unter den Gegenströmungen zur Kraepelinschen Psychiatrie sind insbesondere die psychotherapeutischen Bemühungen Kretschmers zu nennen, die auch die endogenen Psychosen nicht ausgenommen haben. Zu einer Zeit, in der die brillant formulierte aber kurzsichtige Polemik führender Psychiater wie Hoche und Bumke tonangebend war, hat sich Kretschmer zu Freud bekannt, wenn er auch Wert darauf legte, eine eigene, konstitutionsbiologisch ausgerichtete Therapie mit neurophysiologisch begründeten Trainingsverfahren zu entwickeln. Kretschmer hat dabei Anregungen von E. Bleuler, C. G. Jung, P. Schilder, J. H. Schulz, E. Speer und anderen benützt und seinerseits Anregungen an F. Mauz, W. Winkler, H. Häfner, spezielle Eigenheiten seiner Methode an D. Langen und H. Leuner weitergegeben. Die Kurzverfahren Kretschmers haben für einen begrenzten Zeitraum die unter dem Druck der Verhältnisse in Deutschland entstandene Leerstelle ausgefüllt und die Durchsetzung der psychotherapeutischen Intention gerade auch in ihren allgemein praktikablen und soziotherapeutischen Varianten nach dem 2. Weltkrieg vorbereitet. Sie sind ergänzend neben die große Analyse mit ihrer begrenzten Indikation getreten, ohne sie in jedem Fall ersetzen zu können.

Die *Konstitutionslehre* Kretschmers, die selbst für manche geisteswissenschaftliche Fragen ihre überaus einprägsamen — und vereinfachenden — Formeln als Lösungen bereithielt, ist nach dem Erscheinen von „Körperbau und Charakter" (1921) weit über die Grenzen der Psychiatrie hinaus bekannt geworden. Mit Beziehungen zu den Typen der bis in die Epoche Galls zurückreichenden französischen Konstitutionsforschung (Hallé, Rostan, Sigaud u. a.) unterscheidet Kretschmer (neben dysplastischen Varianten) Pykniker, Leptosome und Athletiker. Die Körperbautypen — und hier liegt die besondere, in ihren weitreichenden Konsequenzen zunehmend auch kritisch aufgenommene Wendung — werden von Kretschmer, dem im schwäbischen Krankengut die körperbauliche und wesensmäßige Differenz zirkulärer und schizophrener Kranker plastisch entgegengetreten war, in Beziehung gebracht zu bestimmten, in den endogenen Psychosen vorgezeichneten Temperamenten. Zwischen pyknischem Körperbau und manisch-depressiver Psychose, leptosomem (athletischem, dysplastischem) Körperbau und schizophrener Psychose besteht eine „biologische Affinität". Den Übergängen vom cyclothymen Durchschnittsmenschen auf dem von Kretschmer mit besonderer Liebe behandelten pyknischen Pol über den zwischen krank und gesund fluktuierenden Cycloiden zur zirkulären Psychose entsprechen auf dem leptosomen Flügel die Übergänge von schizothym über schizoid zu schizophren. Auch dem athletischen Habitus, dem type musculaire der Franzosen, ist später ein eigenes Temperament, das viscöse, zugeordnet worden. Ein gesondertes Kapitel in „Körperbau und Charakter" behandelt die Beziehungen zwischen „Konstitution und Verbrechen". Anhand statistischer Erhebungen verweist Kretschmer auf den geringeren Anteil der Pyknomorphen (mit ihrer temperamentsmäßig vorgezeichneten Fähigkeit zu sozialer Anpassung) an der Gesamtkriminalität und auf die relative Häufung von Athletikern unter den gewalttätigen Gewohnheitsverbrechern. Auf dem Gebiet der Jugendkriminalität hat besonders

R. Lempp mit seinen Untersuchungen über die zu Verhaltensstörungen disponierende Rolle von frühkindlichen Hirnschäden Gedanken der Konstitutionsforschung Kretschmers weitergeführt.

Ähnlich wie die französischen Autoren ihre Körperbautypen aus der funktionellen Dominanz bestimmter Organsysteme hergeleitet hatten, entwickelt der Amerikaner H. W. Sheldon (1940) Typen, die auf die jeweilige Dominanz eines der drei Keimblätter bezogen werden und kommt unter Verwendung der photometrischen Methode zur Aufstellung eines endomorphen, eines mesomorphen und eines ektomorphen Typus. Mit den 3 Körperbautypen sind die als Viscerotonie, Somatotonie und Cerebrotonie beschriebenen charakterologischen Qualitäten korreliert. Klaus Conrad (1905—1961) hat in seinem eigenen System (1941) durch die Berücksichtigung der Polarität biologischer Variablen eine Schwäche der unter sich verwandten triadischen Typologien Kretschmers und Sheldons korrigiert: Pyknomorphie und Leptomorphie sind Pole einer Übergangsreihe zwischen einem konservativen und einem propulsiven Modus des Wuchses, in deren Mitte die metromorphen Formen liegen. Unabhängig von der damit erfaßten Proportion ist die Ausformung der Gewebsplastik in der Polarität von hypoplastischem und hyperplastischem Wuchs zu bestimmen mit den metroplastischen Formen in der Mitte. Der Athletiker, dem im Schema Kretschmers der Gegenpol fehlt, ist in erster Linie ein Hyperplastiker. D. v. Zerssen hat den zweidimensionalen Ansatz fortgeführt und unter Verwendung korrelationsstatistischer Methoden neben einer lepto-pyknomorphen Variation mit Schlegel eine andro-gynäkomorphe Variation unterschieden.

Weitgehend unabhängig von Schulmeinungen und klinischen Konventionen, wenn auch durch persönliche Beziehung besonders mit dem Kreis um Bonhoeffer verbunden, entwickelt sich nach dem 1. Weltkrieg eine Forschungsrichtung, der es nicht so sehr um Krankheitszeichen und Syndrome zu tun ist als um psychopathologisch relevante Abwandlungen der Person, um den psychisch Kranken in seiner Welt. Diese *anthropologische* Richtung bedient sich der phänomenologischen Methode, die ihr zur Zeit ihrer Anfänge vor allem durch Max Scheler vermittelt wird. Eines ihrer zentralen und seit 1928 im Zusammenhang mit Depression und Zwang bearbeiteten Themen sind das Zeiterleben und die Störungen der Zukunftsbezogenheit (V. E. v. Gebsattel, E. Straus). Zuvor schon hatte E. Minkowski, der sich auf Bergson bezog, in französischer Sprache eine phänomenologische Studie über die Schizophrenie vorgelegt. v. Gebsattel behandelt die Themenkreise der Sexualität und der Sucht. Die Intention seiner grundlegenden Beiträge zu einer personalen Psychotherapie wird nach dem 2. Weltkrieg von V. E. Frankl fortgeführt. Aus der Kritik der von Descartes bis zu Pawlow verfolgten „objektiven" Psychologie entwickelt E. Straus seine Ästhesiologie. Grundlage ist die sympathetische Kommunikation des Empfindens. Die gleichgerichteten Bemühungen von J. Zutt um eine „verstehende Anthropologie" reichen mit ihren Anfängen in das Jahr 1929 zurück, werden aber erst nach dem 2. Weltkrieg wieder aufgenommen.

Die phänomenologische Forschung in der Psychiatrie wird durch Ludwig Binswanger (1888—1966) wesentlich gefördert und nach dem Erscheinen von Heideggers »Sein und Zeit« (1927) in die Richtung der *Daseinsanalyse* gelenkt. Die Freilegung der ontologischen Grundstrukturen des Daseins in der Daseinsanalytik Heideggers regt Binswanger (in den Studien über Ideenflucht, 1931/32) dazu an, den in der inneren Lebensgeschichte zutage tretenden Lebenszusammenhang als In-der-Welt-sein zu erschließen. Seine Analysen geben den in der klinischen Betrachtungsweise zum Symptom verkürzten Phänomenen wieder Raum. Zur gleichen Zeit macht sich der Einfluß von „Sein und Zeit" in der Schizophrenieforschung (F. Fischer, A. Storch) und bei der Bearbeitung des Wahnproblems (H. Kunz) bemerkbar. Während nach dem 2. Weltkrieg anthropologische Psychiatrie und Daseinsanalyse für einige Jahre eine geradezu modische Anziehungskraft gewinnen und die Prägungen Heideggers zur gängigen Münze werden, wendet sich Binswanger selbst, beraten von Szilasi, zurück zu der durch den Nachlaß neu erschlossenen Phänomenologie Husserls.

Die hier nur am Rande zu erwähnende, weil vorwiegend von Internisten und Psychotherapeuten vertretene *Psychosomatik* — ein Handbuchbeitrag zum Thema von López Ibor belegt den mutmaßlich ersten Gebrauch des Wortes psychosomatisch bezeichnenderweise bei Heinroth (1818) — formiert sich ebenfalls zwischen den beiden Weltkriegen. Ausgehend von den von Freud beschriebenen Mechanismen der Konversion verbinden sich psychoanalytische, internistische (v. Bergmann) und neurophysiologische Ansätze (Cannon, v. Weizsäcker, Selye) zu einer neuen Disziplin, die gerade in Deutschland enge Beziehungen zur „anthropologischen" Psychiatrie erkennen läßt. Zu den maßgebenden Autoren der älteren Generation gehören in Nordamerika Alexander und Dunbar, in Deutschland V. v. Weizsäcker, dessen Studien zur Pathogenese 1935 erscheinen. Die Einführung eines welthaften Subjektes in die an Vergegenständlichung gewöhnte Körpermedizin und das Wiederaufgreifen der romantischen Organsymbolik durch die ältere deutschsprachige Psychosomatik ist von einem kleinen Kreis psychotherapeutisch und literarisch interessierter Internisten enthusiastisch begrüßt, von den Psychiatern zumeist mit Skepsis aufgenommen worden. Die inzwischen eingetretene Versachlichung und das Bemühen um Objektivierung — als Beispiel können die Untersuchungen von Richter und Beckmann über die Herzneurose genannt werden — haben der psychosomatischen Medizin, in deren Mittelpunkt die mit vegetativen Funktionsstörungen verbundenen, weit verbreiteten Leiden von der Art des Asthma bronchiale, des Magenulkus, der Koronargefäßstörungen stehen, zu allgemeiner Anerkennung im bisher vernachlässigten Grenzbereich zwischen Psychiatrie, Psychotherapie und innerer Medizin verholfen.

3.5. Diagnostische und therapeutische Methoden

Bei der Unverbindlichkeit der mit psychopathologischer Methodik ermittelten Diagnosen mußten *objektivierende diagnostische Verfahren* in der Psychiatrie besonderes Gewicht bekommen. Das diagnostische Problem schien grundsätzlich gelöst zu sein, als es möglich geworden war, aus der Gehirn-Rückenmarksflüssigkeit, die seit 1891 durch die von H. Quincke angegebene Lumbalpunktion unschwer am Lebenden gewonnen werden kann, mit *serologischen* Reaktionen und durch eine Bestimmung der Eiweißwerte die Diagnose einer progressiven Paralyse zu stellen und aus der Vermehrung der Liquorzellen auf die Akuität des entzündlichen Gehirnprozesses zu schließen Das für die Konzeption der Krankheitseinheit wichtige Modell der progressiven Paralyse reichte indessen auch in diagnostischer Hinsicht nicht über die körperlich begründbaren Psychosen hinaus. Die Diagnostik endogener Psychosen und die Charakterisierung nichtpsychotischer Normabweichungen blieb weiterhin ausschließlich auf psychologische und psychopathologische Verfahren angewiesen. Bei der Begutachtung von Paralytikern zeigte sich schließlich, daß mit somatologischen Mitteln allein nicht einmal im Bereich der körperlich begründbaren Psychosen und Abbau-Syndrome die forensischen Fragen beantwortet werden können. Der Respekt vor der tödlichen Krankheit hatte ursprünglich so sehr die Folgerungen der Sachverständigen bestimmt, daß die einmal gestellte Diagnose einer progressiven Paralyse auch dann für die Exkulpierung genügte, wenn die paralytische Demenz noch nicht ausgebildet war und das zu beurteilende Delikt nicht als „Initialdelikt" (Stransky) den paralytischen Verlauf hatte manifest werden lassen. Nachdem eine wirksame Behandlung gefunden worden war, konnte, wie bei den anderen körperlich begründbaren Psychosen und Abbau-Syndromen, die Diagnose nicht mehr den Ausschlag geben. Es galt, den Grad der bis zum Einsetzen der Therapie erreichten Demenz zu bestimmen oder aber, entgegen der serologischen Diagnose, psychische Veränderungen auszuschließen.

Somatische Befunde und die aus solchen Befunden abgeleiteten Diagnosen stehen in einer nur mittelbaren Beziehung zu den auf psychologische und psychopathologische Zusammenhänge gerichteten Fragen, die dem psychiatrischen Sachverständigen von juristischer Seite gestellt werden. Der somatische Aspekt gibt von Fall zu Fall die Möglichkeit, nach Erfahrungsgrundsätzen den psychopathologischen Befund einem Verlaufszusammenhang zuzuordnen, vieldeutige anamnestische Hinweise retrospektiv zu interpretieren, prognostische Schlüsse zu ziehen und die psychopathologische Argumentation durch ein heteronomes System von Kontrollen zu ergänzen. *Unmittelbare Rückschlüsse auf den psychopathologischen Aspekt sind nicht möglich.* Die Überwertung diagnostischer Hilfsmittel, deren methodische Grenzen nicht beachtet werden, führt zu Fehlbeurteilungen.

Neben den sonst in der Medizin gebräuchlichen Untersuchungsverfahren sind in Neurologie und Psychiatrie spezielle diagnostische Verfahren entwickelt worden, von denen die Liquoruntersuchung, die röntgenologische Diagnostik und die Elektrencephalographie einige Bedeutung für die Praxis der Begutachtung besitzen. Die Untersuchung der durch Lumbal- oder Subokzipitalpunktion gewonnenen Hirn-Rückenmarksflüssigkeit kann Auskunft über entzündliche Prozesse, Blutungen und traumatische Schäden geben. Röntgenaufnahmen des Schädels lassen alte Frakturen, raumfordernde intrakranielle Prozesse, Entwicklungsstörungen und Mißbildungen erkennen, denen morphologische Gehirnveränderungen entsprechen können. Durch die *Angiographie* werden die Gehirngefäße dargestellt. Der Ersatz des Liquor cerebro-spinalis durch Luft erlaubt die Kontrastdarstellung der Gehirnoberfläche und der Gehirnkammern im Röntgenbild und damit insbesondere den Nachweis von Hirnatrophien. Der Grundsatz der Verhältnismäßigkeit hat das *Pneumenzephalographie* genannte Verfahren, dessen Aussagen in der forensischen Praxis früherer Jahrzehnte erheblich überschätzt worden sind, als einen „körperlichen Eingriff" im Sinne des § 81 a StPO auf Ausnahmefälle beschränkt. Der kritischen Bewertung durch P. H. Bresser ist nichts hinzuzufügen. Im übrigen wäre neuerdings eine isolierte und sonst nicht nachweisbare höhergradige Erweiterung der an das Zwischenhirn grenzenden 3. Gehirnkammer, die etwa im Zusammenhang mit einem Triebdelikt Beachtung verdienen würde, weit eleganter und ohne Gefahr, sich dem geduldig eine Pneumencephalographie ertragenden Probanden zu verpflichten, durch eine *Echoenzephalographie* mit Ultraschall zu bestimmen.

Die von Hans Berger (1873—1941) in Jena entwickelte und nach jahrelangem Experimentieren 1929 bekanntgegebene fortlaufende Registrierung der Hirnpotentiale ist seit dem letzten Krieg zu einer auch im forensischen Bereich angewandten Methode der klinischen Routine geworden. Die *Elektrenzephalographie* läßt vor allem bei organischen Hirnerkrankungen Befunde erwarten. Auf ihre Bedeutung für die Epilepsieforschung wurde hingewiesen. Im normalpsychologischen Bereich zeigt das EEG charakteristische Abwandlungen des im Wachzustand gewohnten Kurvenbildes bei einem Absinken der Vigilität. Unabhängig von Schlafzuständen und anderen nicht krankhaften Bewußtseinsveränderungen finden sich abnorme Elektrenzephalogramme in einem um 10 % schwankenden Anteil auch bei der Durchschnittsbevölkerung. Erheblich über dem Durchschnitt einer gesunden Kontrollgruppe liegt die Häufigkeit abnormer EEG-Befunde, insbesondere die Häufigkeit der auch im Umkreis der Epilepsie beobachteten Dysrhythmien, bei affektiv labilen, reizbaren, in ihrer seelischen Reifung retardierten Menschen, bei Affekt- und Gewalttätern. R. Jung, der in Deutschland wesentlich zur Verbreitung des von Berger erarbeiteten, später vor allem in Nordamerika ausgebauten Verfahrens beigetragen hat, berichtet über einschlägige Untersuchungen, betont aber, daß bei allem theoretischen Interesse abnorme EEG-Befunde allein keine Bedeutung für die forensische Begutachtung haben. Entgegen der Überschätzung der somatologischen Diagnostik durch psychopathologisch wenig erfahrene Psychiater gilt auch hier die

Mahnung Bressers, zwischen der Beweiskraft körperlicher Befunde und der Aussagekraft psychiatrischer Erfahrung wieder das richtige Verhältnis herzustellen.

Die für die forensische Psychiatrie wirklich relevanten Fortschritte auf diagnostischem Gebiet liegen in den von psychologischer und psychiatrischer Seite entwickelten *psychodiagnostischen* Verfahren. Als erster hatte Francis Galton (1822—1911) das Problem der individuellen Differenzen systematisch untersucht und einfache „Tests" angegeben. Angeregt durch die biostatistischen Untersuchungen Quetelets bestimmte Galton geistige Fähigkeiten als biologische Variable, für die die Normalverteilung der Gaußschen Kurve gilt. Mathematisch-statistische Hilfsmittel sind seither für die Testpsychologie unentbehrlich geworden. Wegweisend für die weitere Entwicklung wurde seit 1905 das von dem Franzosen A. Binet gemeinsam mit Simon entwickelte Verfahren der Intelligenzmessung an Kindern. Verschiedenartige und auf verschiedene Aspekte einer allgemeinen Intelligenz gerichtete Aufgaben bestimmen Gradunterschiede der Intelligenz und die individuellen Abweichungen von der Durchschnittsnorm des jeweiligen Lebensalters. Die Intelligenzleistung wird ausgedrückt durch das Intelligenzalter. Der Quotient Intelligenzalter durch Lebensalter erlaubt als Intelligenzquotient (W. Stern, 1912) den Vergleich von Intelligenzleistungen unabhängig vom jeweiligen Alter. Seit Binet sind die vor allem in Nordamerika entwickelten psychometrischen Verfahren zur Prüfung der allgemeinen Intelligenz, des Entwicklungsstandes, bestimmter Fähigkeiten und Leistungen unübersehbar zahlreich geworden. Über die Möglichkeiten der psychologischen Diagnostik unterrichtet der von R. Heiss 1964 herausgegebene 6. Band des Handbuches der Psychologie.

Der im deutschen Sprachgebiet zur Zeit am meisten angewandte und darum hier als Beispiel gewählte *Intelligenztest* ist der Hamburg-Wechsler-Intelligenztest für Erwachsene (Hawie), die am Hamburger Psychologischen Institut unter C. Bondy bearbeitete und standardisierte Fassung des von dem New Yorker Psychologen D. Wechsler am Bellevue-Hospital ausgearbeiteten Verfahrens. Durch R. M. Riegel ist eine Standardisierung für die Altersstufen über 50 Jahre durchgeführt worden. Eine Sonderform für Kinder ist als Hawik eingeführt. Je nach der Zuordnung der durch die Untertests geprüften intellektuellen Funktionen wird ein Verbalteil und ein Handlungsteil des Tests unterschieden. Neben dem Gesamt-Intelligenzquotienten wird ein Verbal-Intelligenzquotient und ein Handlungs-Intelligenzquotient bestimmt. Der Intelligenzquotient gibt beim Hawie die Abweichung vom Mittelwert der jeweiligen Altersgruppe an. Die Gegenüberstellung von nicht überdauernden Leistungen und Leistungen, die relativ beständig gegen Altersabbau und organische Hirnschädigung sind, ermöglicht spezielle diagnostische Feststellungen, die auch unter psychopathologischen Gesichtspunkten aufschlußreich sein können.

1920 veröffentlicht der Schweizer Psychiater Hermann Rorschach (1884—1922) seine „Psychodiagnostik". Das „wahrnehmungsdiagnostische Experiment" Rorschachs, das die beliebig möglichen, aber eben von der individuellen Persönlichkeitsartung, daneben auch von der Intelligenz, von dominierenden Inhalten und aktuellen Gestimmtheiten abhängigen Deutungen symmetrischer, vielgestaltiger und zum Teil farbiger Klecksbilder auf 10 standardisierten Tafeln nach einem differenzierten Verfahren auswertet und interpretiert, kann als der Prototyp eines *Persönlichkeitstests* gelten. Ein vom aktuellen Querschnitt entfernteres, doch ähnlich umfassendes Bild der Persönlichkeit gibt die von Ludwig Klages (1872—1956) im Beginn des Jahrhunderts entscheidend geförderte graphologische Methode anhand der unverwechselbaren Bewegungsgestalt der individuellen Handschrift. Sie setzt in noch weit höherem Maße als die Rorschach-Technik eine nur in jahrelanger Anwendung der Methode zu erwerbende Kennerschaft voraus.

Angloamerikanische Autoren der Gegenwart wie R. B. Cattell und H. J. Eysenck, denen sich in Deutschland J. C. Brengelmann angeschlossen hat, lehnen die bisher gebräuchliche Persönlichkeitsdiagnostik als unwissenschaftlich ab und bemühen sich als Vertreter einer naturwissenschaftlich orientierten, faktorenanalytischen Persönlichkeitspsychologie um eine quantifizierende Diagnostik mit Fragebogen und „objektiven" Persönlichkeitstests, wie beispielsweise dem Minnesota-Multiphasic-Personality-Inventory (MMPI). Sie folgen damit einer Arbeitsrichtung, die schon bald nach dem 1. Weltkrieg bei der experimentellen Erforschung der Temperamente im Umkreis Kretschmers einsetzte. Verglichen mit der Rorschach-Technik und anderen „projektiven" Verfahren sind diese Bemühungen vorerst noch von geringerer Bedeutung für die forensische Psychiatrie, die unverändert auf Kennerschaft angewiesen bleibt, so erwünscht ihr objektive Kriterien wären. *Die prinzipielle Unexaktheit ihres Gegenstandes, auf die sich die Methodik einstellen muß, wird durch das Detail exakter Maßzahlen nicht beseitigt.*

Immerhin läßt sich voraussagen, daß Zeitersparnis, Objektivierbarkeit und Unabhängigkeit von einer nicht jedem psychologischen Untersucher gegebenen Intuition den *Fragebogentests* in der forensischen Psychiatrie zunehmende Bedeutung verschaffen werden. Die sehr kritische Einstellung der gegenwärtig mehr an Lernpsychologie und Verhaltenstherapie als an Psychodiagnostik interessierten Psychologen gegen die eigenen diagnostischen Methoden sollte den Psychiater warnen, mit Sachkunde zwar die somatologische Diagnostik im forensischen Gebrauch kritisch zu bewerten, die Testverfahren jedoch, von deren Methodik er nichts versteht, gläubig zu überschätzen. Die kurzwelligen Bewegungen der Wissenschaftsmode bringen es mit sich, daß im Verhältnis der beiden Nachbardisziplinen die mit der unvermeidlichen Verzögerung übernommenen Methoden nach ihrer Durchsetzung am neuen Ort an ihren Quellen schon wieder als antiquiert gelten: Der Psychiater übernimmt die Ergebnisse einer Psychodiagnostik, die dem operationistischen Psychologen bereits fragwürdig ist, und er übernimmt sie in Gestalt diagnostischer Syndrome und Formeln, die vor Jahrzehnten, vielfach mit der Rezeption psychoanalytischer Begriffe, aus der Psychiatrie in die Psychologie geraten und hier noch selbstverständlich, psychiatrisch jedoch inzwischen überholt sind.

Die Grundlagen der psychiatrischen Beurteilung werden in der Exploration und anhand objektiver Zeugnisse und Ermittlungen bei der Beschäftigung mit der inneren und äußeren Lebensgeschichte erarbeitet. Die psychische Verfassung und die Erlebnis- und Handlungsabläufe, auf die sich die Beweisfragen richten, müssen als Gliedstrukturen eines individuellen Lebenszusammenhanges erschlossen oder als Abwandlungen und Verwerfungen, als heteronome Einbrüche und Fragmente von den Gerichtetheiten des Lebenszusammenhangs abgegrenzt werden. Somatologische Befunde können das aus Anamnese und Exploration gewonnene Basiskonzept erläutern und ergänzen. Von den psychodiagnostischen Verfahren sind darüber hinaus nicht nur Erläuterungen und Ergänzungen, sondern gelegentlich auch Korrekturen zu erwarten. Der Sache ist nur gedient, wenn der psychiatrische Sachverständige bei der Vorbereitung seines Gutachtens von der psychologischen Diagnostik entlastet bleibt und zur Auseinandersetzung mit Befunden gezwungen wird, die unabhängig von der forensischen Fragestellung mit psychologischen Mitteln erarbeitet worden sind. Die Zusammenarbeit zwischen Psychiatrie und klinischer Psychologie hat auch in der forensischen Begutachtung frühere Kompetenzstreitigkeiten gemildert. Der inzwischen erreichte hohe Stand der forensischen Psychologie, den die im 11. Band des Handbuches der Psychologie 1967 von U. Undeutsch herausgegebenen Beiträge belegen, erleichtert den Dialog zwischen gleichwertigen Fachleuten aus beiden Lagern, die ihre Grenzen kennen.

Die in den Jahren vor dem 2. Weltkrieg entwickelten *somatotherapeutischen* Verfahren können in aller Kürze behandelt werden, weil sie inzwischen durch die noch zu besprechende Pharmakotherapie auf wenige Indikationen zurückgedrängt worden sind und die Hoffnung, sie würden zur Klärung der mit ihnen erfolgreich behandelten Krankheiten beitragen, sich nicht erfüllt hat. Unmittelbare forensische Bedeutung haben die Schockverfahren und die Psychochirurgie durch gelegentliche Zwischenfälle und irreversible Folgezustände bekommen. Des weiteren ergeben sich, worüber im einzelnen H. Göppinger informiert, rechtliche Fragen aus der Verpflichtung, bei oft zweifelhafter Geschäftsfähigkeit über mögliche Risiken aufzuklären und die Einwilligung zur psychiatrischen Behandlung einzuholen. Anders als die spätere Behandlung mit psychotropen Medikamenten, die aus der routinemäßigen klinischen Prüfung neuentwickelter Pharmaka hervorgegangen ist, sind die Schockverfahren und die Psychochirurgie in ihren Anfängen riskante Unternehmungen gewesen. Geschichte und Methodik der Verfahren, praktische Ergebnisse und theoretische Folgerungen werden in den Handbuchbeiträgen von M. Müller (Insulinbehandlung), H. Solms (Krampfbehandlung), H. Heimann (Psychochirurgie) dargestellt.

1935 berichtet M. Sakel aus der Wiener Klinik über die erfolgreiche Behandlung Schizophrener mit *Hypoglykämien,* die durch Insulin erzeugt worden waren. Behandlungsversuche mit kleinen Insulindosen waren schon zuvor in der Psychiatrie unternommen worden. Das bisher als Zwischenfall gefürchtete und ohne rechtzeitige Zuckerzufuhr lebensbedrohliche hypoglykämische Koma bei Insulin-Überdosierung wird jetzt als therapeutisches Mittel eingesetzt. Gleichzeitig führt L. v. Meduna, ausgehend von der Annahme eines biologischen Antagonismus zwischen Schizophrenie und Epilepsie, die sich wie zahlreiche andere Hypothesen über die Wirkungsweise der Schockverfahren nicht bestätigt hat, durch Kampfer bzw. durch Cardiazol erzeugte epileptische Krämpfe in die Therapie ein. Die einfach zu handhabende *Elektrokonvulsivbehandlung* (U. Cerletti und L. Bini) hat später die Cardiazolkrampfbehandlung verdrängt. Die anfänglich zahlreichen Komplikationen, insbesondere durch Knochenbrüche, konnten durch die technische Verfeinerung der Methode und vor allem seit der Einführung der Muskelrelaxantien weitgehend vermieden werden. Nach ersten psychochirurgischen Versuchen, die bereits gegen Ende des 19. Jahrhunderts unternommen worden waren, ließ der Portugiese Egas Moniz 1935 mit therapeutischer Intention die weiße Substanz des Stirnhirns durchtrennen (Leukotomie). Die später vor allem in Nordamerika propagierten, in Europa überwiegend kritisch beurteilten psychochirurgischen Eingriffe zielen in erster Linie auf die Unterbrechung der Verbindungen zwischen Stirnhirnrinde und bestimmten Thalamuskernen. Für die Psychopathologie des Stirnhirns sind sie aufschlußreich gewesen. Eine irreversible Entdifferenzierung der Persönlichkeit im Gefolge der Therapie, bleibende Einbußen in der Sphäre des Antriebes und der Emotionalität wurden bei sonst hoffnungslos erscheinenden und außerhalb einer geschlossenen Anstalt nicht tragbaren chronischen Kranken, etwa bei gespannten und aggressiven Schizophrenen, bei handlungsunfähig gewordenen Zwangskranken, gelegentlich allerdings ohne die erforderliche strenge Überprüfung der Indikation, in Kauf genommen.

Seit der Einführung der Psychopharmaka, speziell der Neuroleptika, deren thymoplegische Wirkung mit einem (temporären) Leukotomieeffekt verglichen worden ist, sind die verstümmelnden und in gewisser Weise entmenschlichenden psychochirurgischen Eingriffe völlig in den Hintergrund getreten. Die Insulinkomabehandlung hat gegenwärtig noch eine gewisse Bedeutung bei sonst therapieresistenten, schleichend schizophrenen Verläufen des jüngeren Alters. Die Elektroschockbehandlung gilt noch immer als die wirksamste Therapie bei phasischen Depressionen und lebensbedrohenden perakuten Schizophrenien. Im übrigen beherrschen *Pharmakotherapie* und *Soziotherapie* das Feld. Darüber sollte nicht vergessen werden, daß schon mit der Einführung der Arbeitstherapie und der Schockverfahren der therapeutische Nihilismus in der Psychiatrie ein Ende gefunden und die Empirie der Therapeuten das Gesicht des Faches seither mehr verändert hat als alle Theorienbildung. Bezeichnenderweise ist nach der Auflösung der Heidelberger Psychopathologenschule im Gefolge des politischen Umsturzes von 1933 die schweizerische Anstalt Münsingen durch die hier von Max Müller beispielgebend entfaltete therapeutische Aktivität für etliche Jahre so etwas wie ein idealer Mittelpunkt der deutschsprachigen Psychiatrie gewesen.

4. Neue Entwicklungen seit dem 2. Weltkrieg

4.1. Die klinische Psychopathologie

Unmittelbar nach dem 2. Weltkrieg erscheinen die vielbeachteten Aphasiestudien Conrads. Mit der Anerkennung der zunächst am Beispiel hirnpathologischer Fälle entwickelten und bald auf Wahnphänomene und abnorme Reaktionen übertragenen ganzheitlichen Prinzipien wird das elementenpsychologische Denken in der Psychiatrie verlassen.

Klaus Conrad (1905—1961) hatte schon 1943 die Anwendung gestaltpsychologischer und strukturpsychologischer Ansätze empfohlen. Seine eigenen, in erster Linie gestaltpsychologisch orientierten Arbeiten verwenden Anregungen aus vielen Richtungen. Die tragende Idee wird den wahrnehmungspsychologischen Experimenten Fr. Sanders über die *Aktualgenese* und den Zerfall von Gestalten entnommen: Die Entwicklung von Gestalten führt von der mit besonderer Gefühlstönung erlebten *Vorgestalt* über verschiedene Stufen zunehmender Konturierung und Gliederung zur prägnanten *Endgestalt*, die das zuvor in eigentümlicher Weise gebundene Subjekt wieder in die Distanz freien Verfügenkönnens entläßt. Nach dem Prinzip des Gestaltkreises (V. v. Weizsäcker) lassen sich Wahrnehmung und Bewegung nicht trennen. Auch für die Bewegungsgestalt gilt das Prinzip der Aktualgenese. Mit Bezeichnungen, die Head zur Charakterisierung zweier hypothetischer Systeme der Sensibilität eingeführt hatte, unterscheidet Conrad die durch die Fähigkeit zur Integration und Differenzierung ausgezeichneten *epikritischen* Leistungen von einer desintegrierten und entdifferenzierten *protopathischen* Leistungsform. Ein Funktionswandel bei zentralnervöser Störung führt zur Desintegrierung, Entdifferenzierung und damit zu den protopathischen Vorgestalten epikritischer Leistung. Unter dem Leitgedanken eines protopathischen Gestaltwandels hat Conrad nach den hirnpathologischen Störungen auch die schizophrenen Phänomene (1958) und die symptomatischen Psychosen (1960) dargestellt. Der hirnbedingte Funktionswandel, der nach der Auffassung Conrads dem schizophrenen Erleben zu Grunde liegt, wird als Aufforderung verstanden, weiter nach dem physiopathologischen Substrat des schizophrenen Krankheitsprozesses zu suchen. Am Beispiel der schizophrenen Wahnwahrnehmung, die auf ein Prävalieren von Wesenseigenschaften (W. Metzger) zurückgeführt wird, hat wenig später auch P. Matussek (1952/53) die Brauchbarkeit eines gestaltpsychologischen Ansatzes und die Überlegenheit der ganzheitlichen Methode gezeigt.

Gegen die gestaltpsychologische Interpretation psychopathologischer Phänomene konnte eingewandt werden, daß sie zwar das psychische Feld mit seinen Wahrnehmungs-, Bewegungs- und Denkabläufen hinreichend zur Darstellung bringt, ihrer phänomenalistischen Grundorientierung nach aber nicht geeignet ist, den personalen Hintergrund der aktuellen Phänomene zu erfassen. Hier wäre die von Krueger und Wellek entwickelte strukturpsychologische Konzeption vorzuziehen gewesen, die unter besonderer Berücksichtigung der zwischen Erlebnisfeld und Struktur bestehenden emotionalen Beziehungen dem Erleben das transphänomenale Gefüge überdauernder Bereitschaften als tragenden Grund gegenüberstellt. Henry Ey verwendet eine analoge Unterscheidung mit der Gegenüberstellung von „champ de conscience" und „système de la personnalité".

Der von Conrad vorzeitig aufgegebene strukturpsychologische Ansatz wird von N. Petrilowitsch aufgegriffen und insbesondere für pathocharakterologische Studien herangezogen (1958). Janzarik überträgt ihn (1959) auf die Psychopathologie endogener Psychosen: Der produktive Kern psychotischer Verfassungen wird in einer Entgleisung der seelischen Dynamik gesehen. Daneben sind eine Verformung der Struktur und, in defektuösen Verläufen, eine dynamische Insuffizienz als Grundkomponenten im Aufbau psychotischer Syndrome zu berücksichtigen. In der Gegenüberstellung von Struktur und Feld erfährt die Konzeption Kruegers und Welleks mit der Betonung der in den strukturellen Gerichtetheiten desaktualisierten und in den Kräften des Feldes sich aktualisierenden Dynamik eine *strukturdynamische* Abwandlung (1968).

In den Jahren nach 1950 werden in der klinischen Psychiatrie *psychoanalytische* Gedanken stärker beachtet. Von ihrer therapeutischen Anwendung, die im Vordergrund steht, wird noch zu reden sein. Daneben wächst auch in der Psychopathologie, vornehmlich bei der Interpretation schizophrener Phänomene, der psychoanalytische Einfluß. Er hatte sich seit der Analyse des Falles Schreber durch Freud immer wieder bemerkbar gemacht, gewinnt aber wirkliche Aktualität erst auf dem Umweg über die nordamerikanische Psychiatrie. Ein eigenwilliges Buch von H. Schultz-Hencke („Das Problem der Schizophrenie"), das am Beispiel eines in extenso behandelten Falles *die* Schizophrenie und die endogenen Psychosen überhaupt zu Neurosenvarianten erklärt, wird kritisch diskutiert. Die wenig später erscheinenden Arbeiten von H. Häfner (1954) und W. Th. Winkler (1954), die u.a. den Begriff der Ich-Anachorese für die Entstehung der als ich-fremd erlebten und darum ausgegliederten schizophrenen Primärsymptome einführen, werden auch von der klinischen Psychopathologie anerkannt. A. Storch, P. Matussek (1958), R. Schindler, K. P. Kisker (1960 b), C. F. Wendt, W. Bister u.a. behandeln psychopathologische Probleme in Verbindung mit psychotherapeutischer Erfahrung.

Parallel zur Psychotherapie und von ihren psychopathologisch orientierten Vertretern bevorzugt als Ausgangsbasis benützt, entfaltet sich auf den schon vor dem 2. Weltkrieg entwickelten Grundlagen die *anthropologische* Psychiatrie. Sie bestimmt für ein Jahrzehnt das wissenschaftliche Gesicht des Faches und beeinflußt den Denkstil selbst jener Autoren, die gegen die modischen Übertreibungen polemisieren. Ihre Anziehungskraft beruht auf der prononciert ganzheitlichen Auffassung, die den Kranken als geschichtliches Wesen in seiner Welt, insbesondere in seinen mitmenschlichen Bezügen sieht und die Phänomene auf dem Hintergrund dieses umfassenden Zusammenhanges interpretiert. Bei aller Kritik, die sich gegen die esoterische Ausdrucksweise, die Vernachlässigung der klinischen Konventionen und die (auf den Psychologismus-Streit der Jahrhundertwende zurückzuverfolgende) Psychologiefeindlichkeit richtet, hat die anthropologisch-daseinsanalytische Forschung wie keine andere neuere Arbeitsrichtung die der Kraepelinschen Psychiatrie drohende Erstarrung aufgelockert und wesentlich zur Überwindung der symptomatologischen Betrachtungsweise und zu einer neuen Sicht der Phänomene und Phänomenzusammenhänge beigetragen. Die Sozialpsychiatrie der unmittelbaren Gegenwart, der sich die jüngere Generation der von Husserl, Heidegger und Binswanger begeisterten Psychopathologen nach 1960 entschlossen und mit feinem Gespür für Aktualität zuwandte, konnte psychopathologisch nicht besser vorbereitet sein.

Über die neuere Entwicklung der von L. Binswanger begründeten *daseinsanalytischen* Richtung informiert der Handbuchbeitrag von R. Kuhn. Genannt seien in diesem Zusammenhang M. Boss, H. Kunz, A. Storch, aus neuester Zeit, ebenfalls mit einer sozialpsychiatrischen Wendung, vor allem W. Blankenburg. Zu speziellen Themen haben sich J. Wyrsch mit einer Studie über die Person des Schizophrenen, H. Häfner mit einer daseinsanalytischen Untersuchung zur Struktur und Verlaufsgestalt von Psychopathien geäußert. Dem allgemeinen Verständnis zugänglicher als die Daseinsanalyse Binswangers und näher den klinischen Problemen bleiben die um das paranoide Syndrom zentrierten Bemühungen einer *verstehenden Anthropologie* (J. Zutt und C. Kulenkampff) und die Arbeiten des Heidelberger Kreises (v. Baeyer, Bräutigam, Häfner, Kisker, Tellenbach). Querverbindungen bestehen zu den französischen Phänomenologen und zu phänomenologisch orientierten Zoologen wie Buytendijk und Portmann. Walter v. Baeyer, auf dessen Beiträge zur forensischen Psychiatrie noch einzugehen sein wird, hatte bereits mit den Arbeiten zur Psychopathologie der endogenen Psychosen (1953) und zum Begriff der Begegnung in der Psychiatrie (1955) den Weg für die späteren sozialpsychiatrischen Bemühungen der Heidelberger Klinik gewiesen. Fragen der allgemeinen Psychopathologie behandelt Kisker (1960 a) mit Untersuchungen über den schizophrenen Personenwandel, in denen die seelische Eigenbestimmtheit oder Psychonomie der Situation des Schizophrenen dargetan wird; Tellenbach (1961) mit der Konzeption des Endon am Beispiel depressiver Psychosen, Häfner (1963) in einer Auseinandersetzung mit dem auf Jaspers zurückgehenden Prozeßbegriff, die zur Unterscheidung von Abbauprozessen, Abwandlungsprozessen und Restriktionsprozessen führt. Die 1962 veröffentlichten Referate von Kulenkampff über die Bedeutung soziologischer Faktoren in der Genese endogener Psychosen, von Kisker über Schizophrenie und Familie bezeichnen die Wende zur Sozialpsychiatrie.

Wenn nach diesen Hinweisen auf psychopathologische Arbeitsrichtungen und Schulbildungen der Gegenwart verschiedene Themenkreise berücksichtigt und Veröffentlichungen genannt werden sollen, in denen sich die neuere Entwicklung artikuliert, muß die Auswahl auf wenige Beispiele beschränkt bleiben. Bei der Besprechung der *körperlich begründbaren Psychosen* war bereits die Konzeption der Durchgangssyndrome (H. H. Wieck, 1956) berührt worden. Sie hat zur Abgrenzung der psychopathologisch besonders wichtigen Gruppe der *reversiblen körperlich begründbaren Psychosen* mit gelegentlichen Übergängen zur Symptomatik endogener Psychosen geführt. Gemeinsam mit F. Böcker hat sich Wieck bemüht, mit quantifizierenden „psychopathometrischen" Methoden den jeweiligen Schweregrad zu bestimmen und die Durchgangs-Syndrome zu gliedern. Bei den schwersten Graden körperlich begründbarer Psychosen mit zunehmender Bewußtseinsstörung rückt die neurologische Diagnostik in den Vordergrund, bei den irreversiblen Abbau-Syndromen tritt neurologische Diagnostik neben die psychometrischen Verfahren. Experimente mit neuentdeckten bzw. neu synthetisierten psychotomimetischen Substanzen wie Lysergsäurediäthylamid (LSD-25), Psilocybin, Adrenochrom, zu denen K. Beringer mit seinen durch Meskalin erzeugten „Modellpsychosen" die Grundlagen gelegt hatte, dienen einer verfeinerten psychopathologischen Analyse *toxisch verursachter körperlich begründbarer* Psychosen. J. M. Burchard differenziert in seinen Versuchen mit dem Atropinabkömmling Ditran die Stufen des Abbaues, der über hyperästhetisch-emotionelle Syndrome, über Korsakow-Syndrome, Beschäftigungssyndrom, delirantes Syndrom bis zum Koma führt. H. Leuner, der vor allem mit LSD arbeitet, legt in seiner großen Monographie über die experimentelle Psychose (1962) den Nachdruck auf die im psychotisch veränderten Erlebnisfeld erscheinenden Inhalte und ihre tiefenpsychologische Determiniertheit, auf die psychotherapeutischen Konsequenzen und auf die heuristische Bedeutung der experimentellen Psychose für die Schizophrenieforschung. Wieder an anderer Stelle wären im Rahmen körperlich begründbarer Psychosen und Abbau-Syndrome die altersbedingten Veränderungen zu behandeln. Die durch die Erhöhung der Lebenserwartung und die Verschiebung im Altersaufbau der Bevölkerung nach dem 2. Weltkrieg besonders aktuell gewordene *Alterspsychiatrie* hat 1967 durch Chr. Müller u. Mitarb. eine Gesamtdarstellung gefunden, die den Zugang zu allen Einzelfragen öffnet. H. Bürger-Prinz und H. Lewrenz behandeln (1961) zusammenfassend die *Alterskriminalität*, W. Schulte (1959) das für das höhere Alter unter psychiatrischen Gesichtspunkten zentrale Delikt: die von Greisen an Kindern begangenen unzüchtigen Handlungen. Zivilrechtlich liegt in der Alterspsychiatrie der Schwerpunkt der Sachverständigentätigkeit bekanntlich bei der Beurteilung der Geschäftsfähigkeit und im besonderen der Testierfähigkeit, bei Pflegschaft, Entmündigung und Unterbringung nach den Freiheitsentziehungsgesetzen.

Auf dem Gebiet der *endogenen Psychosen* wendet sich das Interesse seit dem 2. Weltkrieg bevorzugt den Fragen der Pathogenese zu. In der *Depressionsforschung* steht am Beginn einer neuen Betrachtungsweise die Beschreibung von *endo-reaktiven Dysthymien* aus dem Grenzbereich der cyclothymen Depression durch H. J. Weitbrecht (1952). Die pathogenetischen Beziehungen mancher depressiver Syndrome vom endogenen Typus zu situativen Bedingungen, zu einer bestimmten Wesensart oder zu somatischen Schäden, die sich im Rückbildungsalter häufen, waren seit Jahrzehnten registriert worden. Erst mit Weitbrecht beginnt indessen die traditionelle Psychiatrie, sich diesen Randformen nachdrücklich zuzuwenden. Schließlich glaubt man feststellen zu müssen, daß die mit situativen Bedingungen verschränkten Depressionen in der Mehrzahl sind gegenüber den eindeutig phasisch abgegrenzten oder gar den mit manischen Phasen alternierenden Formen, die im strengen Sinne als „endogen" gelten können und die auch in weit höherem Maße auf erblichen Voraussetzungen beruhen. Unter verschiedenen Bezeichnungen hat eine Reihe von Autoren in den letzten beiden Jahrzehnten solche Depressionen im endo-reaktiven Übergangsbereich beschrieben. Eine ihrer Zwischenstellung angemessene Psychopathologie ist von H. Tellenbach entwickelt worden, dessen Monographie (1961, 149ff.) auch die Konsequenzen für die Systematik der Melancholien erläutert. Der Bericht über das von H. Hippius u. H. Selbach 1968 veranstaltete Depressions-Symposium, Monographien von P. Kielholz, H. Kranz und ein Handbuchbeitrag von Weitbrecht orientieren über den gegenwärtigen Stand der Depressionsforschung. Die psychopathologische Arbeitsrichtung wird auf dem Gebiete der Depressionen vor allem von J. Glatzel weitergeführt.

In früherer Zeit galt der sog. *erweiterte Selbstmord* — zu den forensisch-psychopathologischen Fragen vgl. neuere Arbeiten von E. Lange, Schipkowensky, Schrappe, Witter und Luthe — als das klassische Delikt in endogenen Melancholien, auch wenn die Depressiven, heute wie ehedem, nur einen Bruchteil der Täter ausmachen, die im Zusammenhang mit einem Suizid Familienangehörige töten. Inzwischen hat sich, wie Arbeiten von Schulte (1954), Rasch und Petersen, Mende zeigen, das Spektrum der von Depressiven begangenen Delikte erheblich erweitert. Vieles spricht dafür, daß nicht die Kriminalität der Depressiven, sondern die diagnostischen Konventionen sich geändert haben. Entsprechend sind auch die Grundsätze der forensischen Beurteilung modifiziert worden. Der Sachverständige kann nicht mehr darauf verzichten, nach der nosographischen Zuordnung und der „Schwere" eines depressiven Syndroms zu fragen. Die Diagnose „endogene Depression" allein könnte die Exkulpierung nicht mehr rechtfertigen.

In der *Schizophrenieforschung* wird die strikt endogenetische Auffassung besonders unter dem Einfluß Manfred Bleulers relativiert, dessen Referate und Arbeiten zum Schizophrenieproblem bald nach dem letzten Krieg die inzwischen in Nordamerika mit neuer Zielsetzung durchgeführten Familienuntersuchungen, psychoanalytische Konzepte und psychotherapeutische Versuche zugänglich machen. 1972 ist ein Werk erschienen, das die lebenslange Forschungsarbeit M. Bleulers zusammenfaßt. Alle Befunde, die früher als Anzeichen einer primären schizophrenen Körperkrankheit angesprochen worden waren, können nach Auffassung Bleulers (1953) ebensogut oder besser aus dem mit der Psychose und dem psychotischen Verhalten verbundenen psychischen und physischen Stress erklärt werden. Wenn ein Krankheitsprozeß wesentlich sein sollte, wäre er wesentlich nur in Verbindung mit der Persönlichkeitsentwicklung. Das gehäufte familiäre Vorkommen beweist noch keinen mendelistischen Erbgang. Ererbte Bereitschaft *und* Fehlentwicklungen als Reaktion auf pathogene Familienkonstellationen können sich hinter den Familienbefunden verbergen. Die gestörten zwischenmenschlichen Beziehungen rücken in den Mittelpunkt des Interesses. Ganz in der Richtung der von Kretschmer seit Jahrzehnten vertretenen mehrdimensionalen Betrachtungsweise wird in den Jahren nach 1950 eine „multifaktorielle", „multikonditionale", „polyätiologische" Genese der Schizophrenien diskutiert. Die verstärkte Hinwendung zur Familienforschung und zu sozialpsychiatrischen Fragen während des letzten Jahrzehntes lenkt die Aufmerksamkeit auf die *situative Verschränkung* schizophrener Syndrome und psychotischer Entgleisungen ganz allgemein. Einschränkend muß dazu bemerkt werden, daß möglicherweise pathogen nicht so sehr die belastenden Situationen sind als die gefährdeten Strukturen, die im Sinne einer „komplementären Situagenie" (v. Baeyer, 1966) auf solche Situationen antworten. Die Auflockerung der herrschenden Lehre, die zwar eine „Auslösung" von Psychosen anerkannt, sonst aber uneingeschränkt an der Endogenese festgehalten hatte, bleibt nicht ohne Rückwirkungen auf die nosologischen Überzeugungen. Besonders problematisch wird die Stellung der häufig zu beobachtenden, von Janzarik als *Kontaktmangelparanoid* beschriebenen paranoid-halluzinatorischen Psychosen alleinstehender älterer Frauen, mit denen sich nachdrücklich H.-J. Haase (zusammenfassend 1964) beschäftigt hat.

In noch stärkerem Maße, als es für die Psychosen und Abbau-Syndrome gilt, ist die Psychopathologie der *abnormen Varianten seelischen Wesens* abhängig von zeitgeschichtlichen Einflüssen. Auf einem Teilgebiet der Psychiatrie, das sich nur nach charakterologischen, sozialpsychiatrischen und psychotherapeutischen Gesichtspunkten unter Zurückstellung der naturwissenschaftlich-medizinischen Methodik angemessen bearbeiten läßt, ist eine Abhängigkeit dieser Art nicht unerwartet. Unmittelbar nach dem letzten Krieg wird anhand der Kriegserfahrungen eine Änderung im Stil abnormen Reagierens und Verhaltens registriert. Die aus früheren Jahrzehnten bekannten „Darbietungsformen" eines hysterischen und grob demonstrativen Gebarens sind von „Intimformen" abgelöst worden (v. Baeyer, 1948), die abnormen Erlebnisreaktionen haben sich mit einer Wendung nach innen in Organneurosen und reaktive Depressionen verwandelt (Kranz, 1949). An einem repräsentativen Krankengut von heimatvertriebenen Donauschwaben mit einer auffälligen Häufung darstellungsbetonter abnormer Erlebnisreaktionen zeigen H. Ebermann u. G. Möllhoff (1957) die Abhängigkeit psychopathologischer Befunde von kulturellen und sozialen Sonderbedingungen. Die schon von Kraepelin betriebene, dann aber in Deutschland vernachlässigte und der Sozialpsychiatrie anderer Länder überlassene *vergleichende Psychiatrie* hat im letzten Jahrzehnt wieder an Aktualität gewonnen. Eine Sammlung vergleichender Untersuchungen aus europäischen und außereuropäischen Ländern wurde 1967 von Petrilowitsch herausgegeben. Mit einem Buch über „transkulturelle Psychiatrie" von W. M. Pfeiffer liegt seit 1971 eine deutschsprachige Gesamtdarstellung vor, die u. a. auch über kriminologisch wichtige Ausnahmezustände aus fremden Kulturkreisen wie Amok und Latah unterrichtet.

Nachdem sich im 1. Weltkrieg die Einsicht durchgesetzt hatte, daß die „traumatischen Neurosen" nicht auf einer organischen Schädigung beruhen, sondern reaktiv auf dem Boden einer als psychopathisch gewerteten individuellen Bereitschaft entstehen, ist weitgehende Übereinstimmung bei der psychiatrischen Beurteilung psychoreaktiver Störungen erreicht worden. Der Übereinstimmung auf psychiatrischer Seite stehen bekanntlich bei der Begutachtung je nach dem Kausalitätsbegriff, der im Strafrecht, im Zivilrecht (mit Sondervorschriften für die Beweisführung im Bundesentschädigungsgesetz) und im Sozialrecht gilt, unterschiedliche rechtliche Voraussetzungen gegenüber. Die Entwicklung ist kritisch von H. Ehrhardt u. Villinger dargestellt worden. Bei der Beschäftigung mit überlebenden Opfern der nationalsozialistischen Verfolgung, der Konzentrationslager oder vergleichbarer Schreckenslager und sonstiger Extremsituationen in den ersten Nachkriegsjahren hat sich gezeigt, daß es entgegen den aus den Erfahrungen des 1. Weltkrieges abgeleiteten Grundsätzen eben doch häufiger, als man bisher glaubte, irreversible Schädigungen der Persönlichkeit durch Erlebniswirkungen gibt. Auch wenn zu berücksichtigen war, daß die langdauernden und außerordentlichen seelischen Belastungen, auf die sich die Beobachtungen beziehen, in der Regel in Verbindung mit körperlicher Schädigung ertragen werden mußten (E. Kluge), daß ihre isolierte Bewertung schwierig ist, gerade hier viele Gutachten parteiisch sind und ein neuer Aspekt gerne überwertet wird, mußte sich die Psychopathologie in neuerer Zeit auf die Möglichkeit eines *erlebnisbedingten Persönlichkeitswandels* (U. Venzlaff) einstellen. Schon v. Gebsattel, Straus, v. Weizsäcker hatten auf die Verschränkung seelischer Fehlentwicklungen mit lebensgeschichtlichen, situativen und sinnhaltigen Zusammenhängen geachtet. Nach dem Krieg beschreiben zahlreiche Autoren, vor allem im Zusammenhang mit Untersuchungen nach dem Bundesentschädigungsgesetz, eine erlebnisabhängige Persönlichkeitsdeformierung unabhängig von Krankheit im medizinischen Sinne. Der Persönlichkeitswandel zeigt verschiedene Formen und scheint bei einer in Kindheit und Jugend wirkenden Schädigung besonders schwerwiegend zu sein. Einzelheiten finden sich in dem von H. Paul u. H.-J. Herberg herausgegebenen Sammelwerk sowie in den von v. Baeyer, Häfner, Kisker und von Matussek u. Mitarb. veröffentlichten Monographien. Psychologie und Psychiatrie der Kriegsgefangenschaft behandelt H. H. Kornhuber.

Auf außergewöhnliches Interesse stoßen nach dem 2. Weltkrieg die Ergebnisse der *Sexualforschung*. Soweit sexualpsychopathologische Fragen zur Diskussion stehen, sind die Voraussetzungen für ihre vorurteilsfreie Behandlung jetzt günstiger, weil eben vielseitiger als zur Zeit der ausschließlich von der Psychoanalyse getragenen ersten sexologischen Welle vor und nach dem 1. Weltkrieg. Neben die Psychoanalyse treten anthropologische (v. Gebsattel) und daseinsanalytische (M. Boss) Ansätze, aus Nordamerika kommen die großen empirischen Untersuchungen von Kinsey u. Mitarb. über das sexuelle Verhalten, von Masters u. Johnson über die Physiologie sexueller Reaktionen. In ihren Beziehungen zur Psychiatrie und zur forensischen Problematik wird die Sexualforschung vor allem von Bürger-Prinz u. von H. Giese gefördert, dem das Erscheinen wichtiger Sammelwerke zum Thema zu verdanken ist. Aus einer kaum übersehbaren Zahl von Veröffentlichungen der letzten Jahre seien genannt Monographien von Leonhard („Instinkte und Urinstinkte in der menschlichen Sexualität", 1964) und Bräutigam („Formen der Homosexualität", 1967), die von Bürger-Prinz u. Giese herausgegebenen Vorträge und Diskussionsbemerkungen eines 1962 veranstalteten Kongresses über die Zurechnungsfähigkeit bei Sittlichkeitsstraftätern und ein Handbuchbeitrag von J. Wyrsch über die psychiatrisch-forensische Bedeutung der Sittlichkeitsdelikte. Reich an Information ist ein 1971 erschienenes Werk über Sexualstraftäter von E. Schorsch. Der Autor legt den Nachdruck auf die Psychopathologie im Rollenverhalten des (seiner Persönlichkeit nach oft wenig auffälligen) Sexualdelinquenten und verbindet die statistische Auswertung von über 400 Gutachten mit einem Überblick über die forensisch relevante sexologische Literatur nach dem gegenwärtigen Stand. Ein Handbuchbeitrag von W. Bräutigam über „die sexuellen Verirrungen" (1972) hat unmittelbaren Bezug zu den forensischen Fragen.

Der mit der Psychopathologie der Sexualität spezialistisch befaßte Psychiater, Psychologe oder Psychoanalytiker erwirbt zwangsläufig forensische Erfahrung, weil er häufig als Sachverständiger herangezogen wird. Umgekehrt ist der forensisch tätige Psychiater von der Praxis her gezwungen, sich mit den Ergebnissen der Sexualforschung vertraut zu machen, ohne deren Kenntnis er seine Kompetenz verlöre: Es dürfte durchschnittlichen Erfahrungen entsprechen, wenn bei 100 eigenen Begutachtungen in Strafverfahren aus den letzten 3—4 Jahren 23 Sexualstraftäter zu beurteilen waren und weitere 9 Beobachtungen von Eifersucht motivierte Kapitalverbrechen betrafen oder in Zusammenhang mit sexueller Devianz standen, *bei einem Drittel der Probanden somit sexualpsychopathologische Fragen zentrales Interesse beanspruchten*. In foro ist der Ruf nach der sexualpsychopathologischen Autorität oft mehr prozeßtaktisch als sachlich zu verstehen, tritt doch bei monothematischer Forschungsintensität neben die Erweiterung des speziellen Wissens nicht selten der *Spezialisteneffekt* methodischer Einengung und theoretischen Vorurteils.

4.2. Naturwissenschaftliche Methoden

Da sich die forensische Betrachtungsweise in erster Linie auf den psycho(patho)logischen Aspekt richtet, hat die naturwissenschaftlich-somatologische Forschung, trotz außerordentlicher Fortschritte, auch in jüngerer Zeit keine unmittelbare Bedeutung für die Begutachtung gewonnen. Die zunächst unmerklich einsetzende Umgestaltung der Psychiatrie unter dem Einfluß exakter Methoden wird freilich früher oder später auch die forensische Anwendung erreichen. Soweit die *morphologische* und *physiochemische* Forschung auf das unbekannte Substrat der endogenen Psychose gerichtet blieb und sich nicht dankbareren Aufgaben bei der Entdeckung von degenerativen Erkrankungen und Stoffwechselstörungen bzw. Enzymdefekten mit dem psychopathologischen Leitsymptom des Schwachsinns zugewandt hat, scheint sie vorerst in eine Sackgasse geraten zu sein. Nach der Überzeugung eines führenden Neuropathologen (G. Peters, 1967) ist es bis heute nicht gelungen, anatomisch-pathologische Veränderungen im Gehirn aufzudecken, die in irgend einen Zusammenhang mit dem psychopathologischen Syndrom Schizophrenie gebracht werden können. Biochemisch interessierte Autoren wie O. H. Arnold u. G. Hofmann sind zwar optimistischer bei der Beurteilung ihrer Befunde, die nicht mehr isoliert sondern als *ein* Faktor im Zusammenwirken mit peristatischen Bedingungen gesehen werden. Der Außenstehende hat jedoch schon zuviele Beobachtungen und Hypothesen über Stoffwechselstörungen bei endogenen Psychosen untergehen sehen, als daß er den jeweils zuletzt bekanntgegebenen noch vertrauen könnte.

Die bisher gewichtigsten somatischen Befunde, die allerdings trotz der echoencephalographischen Bestätigung noch nicht allgemeine Anerkennung gefunden haben, da die Grenzen der Norm bei diesem Untersuchungsverfahren besonders umstritten sind, kommen aus der konsequenten Anwendung der längst bekannten *pneumencephalographischen* Methode durch G. Huber. Zunehmend mit der Dauer des bisherigen Verlaufes und dem Ausmaß der defektuösen Wesensänderung fand Huber bei chronisch schizophrenen Kranken eine Erweiterung der inneren Liquorräume des Gehirns, insbesondere des 3. Ventrikels. Die aus diesem Befund erschlossenen, wenn auch anatomisch nicht verifizierbaren subcorticalen Atrophien könnten ein Versagen thalamocorticaler Neuronensysteme mit dem funktionellen Schwerpunkt im Zwischenhirn erklären. Vorerst muß offen bleiben, ob die auffälligen Pneumencephalogramme, wie Huber annimmt, auf eine der Prozeßpsychose zugehörige Hirnatrophie zu beziehen sind oder ob eine *vorgegebene,* zu schizophrenen Entgleisungen und Residualzuständen disponierende Diencephalopathie anzunehmen ist: Die korrespondierende seelische Defizienz könnte zunächst verborgen sein und erst durch die produktive Psychose aufgedeckt werden (Janzarik). Die durch das Pneumencephalogramm wahrscheinlich gemachten subcorticalen Atrophien können zwar bei kritischer Betrachtung die somatologische Prozeßhypothese nicht stützen, sie wären aber der erste somatische Befund, der sich in einen unmittelbar einsichtigen Zusammenhang mit den in chronisch endogenen Verläufen häufigen dynamischen Einbußen bringen ließe. Noch weniger geklärt sind vorerst die *elektrencephalographischen* Befunde bei endogenen Psychosen. Im Rahmen seiner elektrencephalographischen Verlaufsstudien hat H. Helmchen einschlägige Untersuchungen referiert.

Die fortgesetzten Bemühungen, ein somatisches Substrat der endogenen Psychosen aufzufinden, gelten einem zentralen Problem der Psychiatrie, das indessen für die forensische Praxis von untergeordneter Bedeutung ist. Wichtiger für die forensische Anwendung sind aus dem naturwissenschaftlichen Bereich die Ergebnisse der neueren *Chromosomenforschung* bei abnormen Intelligenz- und Persönlichkeitsvarianten. Bei nicht weniger als 0,5 % der Neugeborenen muß mit Chromosomenaberrationen gerechnet werden. Einige der zahlreich beschriebenen chromosomalen Anomalien sind auch bei kriminellen Probanden festgestellt worden, ohne daß sich beim Fehlen großer auslesefreier Reihenuntersuchungen bereits Abschließendes über ihre kriminologische Bedeutung sagen ließe.

Eine neue Epoche in der seither zu einer eigenen Wissenschaft gewordenen Erforschung des menschlichen Karyotypus beginnt, wie die synoptische Darstellung von G. Heberer im einzelnen belegt, 1956, als mit einer neuentwickelten Präparationstechnik der Nachweis geführt wird, daß nicht, wie jahrzehntelang angenommen worden war, 48 sondern 46 Chromosomen in paarweiser

Anordnung zur normalen Chromosomengarnitur des Menschen gehören: neben 44 Autosomen 2 Genosomen, die in der Kombination XX den weiblichen, in der Kombination XY den männlichen Karyotypus bestimmen. 1958 wird der Nachweis geführt, daß eine wichtige angeborene Form des Schwachsinns mit charakteristischen körperlichen Stigmen, der Mongolismus (Down-Syndrom), auf einer (autosomalen) Aberration beruht. Wenn man von Sonderformen absieht, findet sich bei der großen Masse der Mongoloiden eine Trisomie des Chromosoms 21: Das im Karyogramm als Nr. 21 identifizierte Chromosom ist nicht, wie üblich, zweifach, sondern dreifach vorhanden. Auch die anderen autosomalen Aberrationen führen in der Regel zu Schwachsinn entsprechend der Symptomatik eines mittelschweren bis schweren angeborenen Hirnschadens. Die psychischen Auffälligkeiten bei den Aberrationen der Geschlechtschromosomen sind weniger ausgeprägt. Sie entsprechen, bei einer Häufung „soziopathischer" Züge, am ehesten einer leichten Hirnschädigung. Allgemeiner bekannt sind hier die gonadale Dysgenesie (Turner-Syndrom) bei Frauen mit nur einem X-Chromosom (XO), das Klinefelter-Syndrom (XXY) und das YY-Syndrom (XYY) bei Männern. Schwierigkeiten in der sozialen Einordnung sind häufig bei den zu Verstimmungszuständen neigenden, seelisch retardierten und meist wenig intelligenten Patienten mit einem Klinefelter-Syndrom. Männer mit mehr als einem Y-Syndrom sind meist überdurchschnittlich groß und eher unintelligent. Sie zeigen häufiger Verhaltensstörungen als der Durchschnitt der Bevölkerung. Die sonst behaupteten Auffälligkeiten, insbesondere die Häufung von Schwachsinn, die Neigung zu Gewalttätigkeit und kriminellem Verhalten beim YY-Syndrom werden, wie W. Züblin in einem jüngst erschienenen Werk über chromosomale Aberrationen und Psyche feststellt, möglicherweise durch die Auslese der Probanden nur vorgetäuscht. Entscheidend ist jedenfalls auch bei den chromosomal bedingten (Pseudo-) Psychopathien nicht der Karyotypus, sondern der psychopathologische Befund.

Soweit die exakte Naturwissenschaft — verwiesen sei auf das Handbook of Sensory Physiology — Anregungen für eine Umgestaltung psychiatrischer Grundüberzeugungen geben kann, sind solche Anregungen weniger von speziellen diagnostischen Bemühungen als von neuen methodischen Ansätzen zu erwarten. In der *Hirnforschung* werden neue Wege bei der kombinierten Anwendung anatomischer und elektrophysiologischer Verfahren beschritten. Seit den 20iger Jahren verfolgt der Schweizer W. R. Hess seine grundlegenden Experimente an Katzen, die über Elektroden in Mittelhirn und Zwischenhirn gereizt werden. Die als Reizerfolg beobachteten Verhaltensweisen wie Aggression, Flucht, Schlaf, Sexualverhalten bzw. die den Instinktbewegungen entsprechenden Stimmungen werden mit Hilfe einer systematischen Registrierung der Reizorte im histologischen Schnitt funktionsspezifischen Strukturen zugeordnet.

Stereotaktische Eingriffe im Hirnstamm geben neuerdings auch beim Menschen Gelegenheit zu vergleichbaren Beobachtungen. Nach der Wiederzulassung der freiwilligen Kastration — über die Erfahrungen berichtet A. Langelüddeke 1963, 1971 — und der Einführung der Antiandrogen-Behandlung (U. Laschet u. a.) werden gegenwärtig bei Triebtätern erste Versuche mit gezielten operativen Eingriffen unternommen. Die um triebhafte vegetativ-motorische Abläufe, Instinkthandlungen und Ausdrucksbewegungen zentrierten Untersuchungen zur funktionellen Organisation des Zwischenhirns sind nach dem 2. Weltkrieg zur Formatio reticularis und zum limbischen System hin ausgedehnt worden.

Unter *Formatio reticularis* wird anatomisch ein den Hirnstamm vom oberen Halsmark bis zum Zwischenhirn durchziehendes netzartiges Geflecht vom Schaltneuronen mit ihren Faserverbindungen verstanden. Physiologisch scheint es sich um ein primitives Koordinationssystem zu handeln, das absteigend die von der motorischen Rinde in die Peripherie strömenden Impulse bahnt und hemmt, aufsteigend das Großhirn aktiviert. Die vor allem von Moruzzi und Magoun untersuchten aktivierenden Wirkungen, die von mesodiencephalen retikulären Strukturen ausgehen und Wachheit, Aufmerksamkeit, „Bewußtsein" unterhalten, müssen einem übergeordneten Funktionszusammenhang zugerechnet werden, der die Formatio reticularis als »senso-motorisches Regulationszentrum des Verhaltens« (R. Jung) voraussetzt.

Als *limbisches System* (MacLean in Anlehnung an Broca) werden beim Säuger phylogenetisch alte Strukturen wie die in Verbindung mit dem Riechhirn stehenden fronto-temporalen Rindengebiete, Nucleus amygdalae, Ammonshorn, Gyrus cinguli, Fornix, Corpus mamillare zusammengefaßt, die dem Hirnstamm wie ein Saum (limbus) aufgelagert sind und den Übergang zum Neocortex bilden. Die meisten der jetzt im limbischen System vereinigten Strukturen waren früher den stummen Hirnregionen zugerechnet worden. Aus verschiedenen Richtungen näherte man sich der Kenntnis ihrer Funktion. Schon seit Jahrzehnten waren amnestische Syndrome nach beiderseitiger Zerstörung der Corpora mamillaria (Gamper) bekannt. Amnestische Syndrome zusammen mit Antriebsstörungen und schweren emotionalen Auffälligkeiten wurden später auch nach beiderseitiger Zerstörung des Ammonshorns (Grünthal), das durch die Projektionsfasern des Fornix mit den Corpora mamillaria verbunden ist, beobachtet. Mit seinen Verbindungen ist das Ammonshorn wesentlich am Neuerwerb von Erinnerungsspuren (R. Hassler) beteiligt. Die Kenntnisse über die fundamentale Bedeutung des limbischen Systems für das emotionale Verhalten gehen zurück auf Experimente von Klüver und Bucy (1937) an Affen, denen beide Schläfenlappen und damit das Ammonshorn und andere medio-basal gelegene limbische Strukturen entfernt worden waren. Hinzu kamen die Erfahrungen mit den auf temporale Herdveränderungen zurückgehenden psychomotorischen Epilepsien und den dabei beobachteten Verhaltensstörungen und Verstimmungen bis hin zu psychotischen Bildern endogenen Gepräges. D. Ploog sieht im limbischen System die zentrale Repräsentation von Stimmungen (Handelsbereitschaften) und Triebhandlungen und den Moderator der durch Zwischenhirnreizung auslösbaren affektiven Reaktionen. Neben Reizversuchen am freigelegten Gehirn sind in neuerer Zeit Tierversuche durchgeführt worden, die das Studium des Verhaltens im sozialen Verband bei drahtloser Reizung über intrazerebrale Elektroden erlauben. Sie wurden ergänzt durch die für das Suchtproblem wichtigen Experimente mit der Selbstreizung von Tieren (Olds), die durch immer neues Betätigen einer Taste über intrazerebrale Elektroden das eigene Gehirn stimulieren und bei geeignetem Elektrodensitz bis zur Erschöpfung die zu offenbar lustvoller Triebaktivierung führende Reizung fortsetzen. Die Reizorte, von denen aus emotionales Verhalten angeregt werden kann, liegen um die Mittellinie des Gehirns und erstrecken sich vom limbischen System über den Hypothalamus des Zwischenhirns bis zum Mittelhirn. Durch die zwischen Hypothalamus und Hypophyse bestehenden engen anatomischen und funktionellen Beziehungen ist die innere Sekretion in die Regelsysteme der Hirnmittellinie einbezogen.

Die psychiatrisch relevanten Ergebnisse der Neuroanatomie und Neurophysiologie aus neuerer Zeit sind in großen Übersichten von Hassler, Jung, Ploog zusammengetragen worden. Als ein grundsätzliches Resultat kann festgehalten werden, »daß im Prinzip keine naturwissenschaftlichen Unterschiede von emotionalem Verhalten und Hirnfunktion zwischen Tier und Mensch bestehen« (Ploog, 1964, 419). In der forensischen Psychiatrie, die in besonderem Maße an den emotionalen Hintergründen menschlichen Handelns interessiert ist, wäre freilich der Versuch, komplexe Motivationszusammenhänge in angeborene Verhaltensweisen aufzulösen, ähnlich naiv, wie es zu anderer Zeit ihre Umdeutung in eine perseverierende Auseinandersetzung frühkindlicher Triebschicksale war. Angeborene Verhaltensweisen sind die Matrix der Emotionen und Gerichtetheiten. Die instinktiven Grundlagen menschlichen Verhaltens werden jedoch nur ausschnittsweise sichtbar. Sie sind im Verlaufe der stammesgeschichtlichen Evolution und der Anpassung an zunehmend komplexe Sozialstrukturen und im Verlaufe der individuellen Entwicklung überformt und transformiert worden. Bei der Analyse kriminellen Verhaltens können gerade dann Erfahrungen der vergleichenden Verhaltensforschung nützlich sein, wenn abnorme seelische Verfassungen die Überformung lockern und eine Bereitschaft begünstigen, sich instinktiven Handelsbereitschaften zu überlassen. Es geht dabei nicht — allenfalls mittelbar — um Fragen der strafrechtlichen Verantwortlichkeit, vielmehr um Verhaltensforschung als ein Instrument der Analyse motivisch unklarer oder auch scheinbar verständlicher Delikte mit triebhafter Komponente. Verfehlt wäre es, kriminelles Verhalten grundsätzlich in den aus einer *Enthemmung* resultierenden Phänomenen zu suchen. Eine relative Emanzipation von biologisch präformierten Regungen und ein aktives Sich-Hinwegsetzen über instinktive soziale Bindungen und Rücksichtnahmen findet sich gerade bei besonders gefährlichen Tätern und im Vorfeld besonders gefährlicher Delikte.

Die *vergleichende Verhaltensforschung* (Ethologie) untersucht das im Verlaufe der stammesgeschichtlichen Entwicklung durch Anpassung im Sinne der Arterhaltung entstandene Instinktverhalten: Motorische Erbkoordinationen, innere Antriebsmechanismen, angeborene Lerndispositionen, angeborene Auslösemechanismen, Schlüsselreize, Ausdrucksbewegungen und andere soziale Signale, schließlich Ontogenese, Aufbau, sozialen Kontext des Verhaltens. Zu den frühen Zeugnissen der vergleichenden Verhaltensforschung gehören die Ausdrucksstudien Darwins. Wichtige Anregungen in neuerer Zeit gab J. v. Uexküll mit seiner Umweltlehre, die Merkwelt und Wirkwelt der Tiere zu einem Funktionskreis zusammenfaßt. Die Grundlagen der Ethologie in ihrer gegenwärtigen Gestalt sind von K. Lorenz, N. Tinbergen und anderen Zoologen entwickelt worden. Eine Gesamtdarstellung aus neuerer Zeit stammt von J. Eibl-Eibesfeld. Manche Ergebnisse der vergleichenden Verhaltensforschung, wie etwa die für die menschliche Gruppendynamik wichtigen und zuerst von Th. Schjelderup-Ebbe an Hühnern untersuchten Phänomene der Rangordnung, die Übersprunghandlungen in Konfliktsituationen, die Phänomene der innerartlichen Aggression — Lorenz hat sie unter dem Titel „Das sogenannte Böse" 1963 dem allgemeinen Verständnis nahegebracht — sind in den Wissensbestand des gebildeten Laien eingegangen. Die zunächst wenig beachteten Arbeiten von R. Bilz haben seit 1940 ethologische Gesichtspunkte in die Psychiatrie eingeführt. Nach dem Krieg ist die Anwendung der Verhaltensforschung in Neurologie und Psychopathologie besonders von Autoren aus der Umgebung Kretschmers (D. Bente, Ploog, St. Wieser) gefördert worden. Ploog hat 1964 eine Synopsis vorgelegt und sich experimentell um die neurophysiologische Fundierung ethologischer Ansätze in der Psychiatrie bemüht, zuletzt 1969 mit besonderer Berücksichtigung des Sozialverhaltens. Spezielle psychopathologische Fragen sind von K. Heinrich behandelt worden. Mit der Annahme, daß in affektiven Ausnahmeverfassungen, in Psychosen und Abbau-Syndromen Bruchstücke angeborenen Verhaltens freigesetzt werden, wurde erneut Jacksons Prinzip der Dissolution aufgegriffen.

Von der Nachrichtentechnik, der elektronischen Datenverarbeitung, der Steuer- und Regeltechnik her haben zunehmend technisch-mathematische Modelle und Begriffe Eingang in die Neurophysiologie gefunden. Sie beginnen auch die Psychiatrie zu erreichen. Als *Kybernetik* (N. Wiener) werden diejenigen Forschungsrichtungen mit ihren biologischen Anwendungen zusammengefaßt, die gemeinsame Funktionsprinzipien in Technik und Biologie behandeln und technische Modelle auf lebende Organismen anwenden. Die Kybernetik beschäftigt sich mit Kontrolle und Kommunikation. Für die Kommunikationsforschung ist die Informationsverarbeitung von besonderer Wichtigkeit. Grundlagen und Anwendung werden in der großen Übersicht von R. Jung im Kapitel über die technischen Modelle des Nervensystems besprochen. Mit den Beziehungen zu Psychologie und Psychopathologie befaßt sich u. a. D. Langer. Psychopathologische Probleme, bei deren Bearbeitung ein kommunikationstheoretischer Ansatz aussichtsreich erscheint, liegen auf dem Gebiet der Wahrnehmung, des Gedächtnisses, (A. Adams) der Intelligenz und der Sprache mit ihren Störungen. An älteren neurophysiologischen Modellen, die nach dem Bilde eines biologischen Regelmechanismus entworfen sind, seien genannt das Prinzip der Homeostase (Cannon), das Prinzip des Gestaltkreises (v. Weizsäcker), das Reafferenzprinzip (v. Holst u. Mittelstaedt) und das von H. Selbach am Beispiel des epileptischen Anfalls entwickelte und später auf die Psychosen und ihre Therapie übertragene Kippschwingungsprinzip.

Die Persönlichkeitsforschung und der Kernbereich der Psychiatrie sind von Neurophysiologie und Kybernetik in der Gegenwart so wenig wie im 19. Jahrhundert von der Reflexologie, der Physiologie und der experimentellen Psychologie der Wahrnehmung und des Denkens erreicht worden. Sollten bei Anwendung exakter Methoden künftig Fortschritte auch auf zentralen Gebieten erzielt werden, sind sie am ehesten von der *elektronischen Datenverarbeitung* und der modernen *Statistik* zu erwarten, die bei der Beurteilung therapeutischer Erfolge schon unentbehrlich geworden sind. Dann vor allem werden Korrelationsstatistik und Faktorenanalyse, die immer noch die ausschließlich psychopathologisch gewonnenen Diagnosen der seit Kraepelin gebräuchlichen Systematik als selbstverständliche Grundlage benützen, neue Wege zu einer psychiatrischen Krankheitslehre finden, wenn sie fürs erste jegliche Diagnostik ausklammern und sich an die statistisch gewonnenen Syndrome und den Verlauf solcher Syndrome halten werden. Vorerst steht für den statistisch tätigen Psychiater in begreiflicher Überschätzung eines neuen Weges die mathematische Methodik als die eigentliche Wissenschaft so sehr im Vordergrund, daß ihn Zweifel an der Gültigkeit der von ihm benützten psychiatrischen und psychopathologischen Voraussetzungen, deren historisch-konventioneller Charakter und deren Vielschichtigkeit ihm aus eigener Arbeit in der Regel nicht vertraut sind, kaum behelligen. Ein noch gewichtigerer Einwand ist erschreckend banal: Wenn schon in der Psychiatrie der Veranstalter statistischer Untersuchungen, der die Kategorien erarbeitet und die Programme entwirft, etwas von Psychopathologie verstehen sollte, ist nicht er, sondern sind es wenig erfahrene Adepten, die die Krankengeschichten schreiben und die Daten aus dem nur bedingt quantifizierbaren Primärmaterial extrahieren. Die statistisch fundierten Arbeiten der letzten Jahre auf vielen Gebieten können hier nicht aufgezählt werden. Ihres forensischen Gehaltes wegen seien erwähnt die multifaktoriellen Analysen psychiatrisch-kriminologischer Erfahrungen von H. Bochnik u. Mitarb. und die vom nordamerikanischen Vorbild (S. u. E. Glueck) ausgehenden Untersuchungen von K. Hartmann zum Problem der Jugendverwahrlosung.

4.3. Neue Wege der Therapie

Mit der Einführung psychotroper Medikamente in die Behandlung der endogenen Psychosen beginnt 1952 ein neuer Abschnitt in der Somatotherapie nicht nur der Psychosen, sondern der abnormen psychischen Verfassungen überhaupt. Von einiger Bedeutung war zuvor lediglich die Opiumbehandlung der endogenen Depressionen gewesen. Etwa gleichzeitig mit der antipsychotischen Pharmakotherapie wurden das Meprobamat und andere Ataraktika eingesetzt, die in therapeutischen Dosen ohne narkotische Erscheinungen einen Zustand der Ausgeglichenheit, Entspannung und Gleichmütigkeit erzeugen und zur Reizabschirmung und Beruhigung in außerordentlichem Umfang gebraucht und im Wechsel mit Reizmitteln vielfach auch mißbraucht werden. Bei der Pharmakotherapie der Psychosen standen zunächst die *Neuroleptika* wie Chlorpromazin und das Rauwolfiaalkaloid Reserpin im Vordergrund. Es handelt sich um Medikamente, die ohne Beeinträchtigung der Bewußtseinshelligkeit, und insofern nach einem anderen Prinzip als die nach dem 1. Weltkrieg von J. Klaesi empfohlene Dauerschlafbehandlung, affektive Erschütterung, Angst, Spannung, Erregung auszugleichen vermögen. Sie erwiesen sich als besonders wirksam bei bewegten Schizophrenien und ließen sich auch bei agitierten Depressionen einsetzen. Einige Jahre später wurden als *Thymoleptika* vorwiegend stimmungsaufhellende Antidepressiva wie Imipramin und Amitriptylin eingeführt. Neuroleptika, Thymoleptika und ihre

Kombinationen sind seither nicht nur bei Psychosen sondern ebenso bei Verstimmungen und Antriebsstörungen konstitutioneller und reaktiver Genese angewandt worden.

Der ubiquitäre Gebrauch psychotroper Medikamente, denen sich in jüngster Zeit Phantastika wie das besonders modische Haschisch hinzugesellt haben, bereitet dem Sachverständigen einige Unbequemlichkeit. Häufiger als in früheren Jahren müssen auch unabhängig von Alkoholeinwirkung toxisch verursachte Bewußtseinsstörungen und süchtige Depravation berücksichtigt werden. Nicht selten wird ein Zusammenwirken von Medikament und Alkohol oder eine andere Kombination geltend gemacht, die potenzierend gewirkt haben könnte. Mit medikamentös verursachten Bewußtseinsstörungen, die rechtlich relevant werden können, muß grundsätzlich gerechnet werden. Ungleich häufiger ist allerdings die bloße *Behauptung* einer toxisch bewirkten Bewußtseinsstörung. Sie erscheint alltäglich als Entschuldigung bei Verkehrsdelikten und wird in anderem Zusammenhang besonders gerne von intelligenten und erfahrenen Berufskriminellen aus dem Großstadtmilieu vorgetragen. Am Beispiel der Fahrtauglichkeit und vom Standpunkt des Gerichtsmediziners hat J. Gerchow die Schwierigkeiten der Begutachtung in solchen Fällen behandelt und betont, daß es für die Beurteilung der Zurechnungsfähigkeit keinen anderen Gradmesser geben könne als das deskriptiv phänomenologische Bild psychopathologischer Erscheinungen. Die theoretische Möglichkeit einer Medikamentenwirkung bekommt im Einzelfall erst dann Gewicht, wenn ein Medikamenteneffekt retrospektiv auch objektiviert werden kann. Die Welle des Mißbrauches von Rauschdrogen und Suchtmitteln scheint in Mitteleuropa den Scheitelpunkt erreicht zu haben. Gegenüber der aktuellen Drogenkriminalität ist die Auswertung der forensischen Erfahrungen noch im Rückstand.

Seit 1952 haben die Erfolge der *Pharmakotherapie,* die Anstrengungen der pharmazeutischen Industrie, die hier einen neuen Markt entdeckte, und das mit wirtschaftlichen Rücksichten vielschichtig verzahnte ärztliche und wissenschaftliche Engagement eine Fülle neuer psychotroper Substanzen entstehen lassen. Die Literatur über ihre Anwendung ist längst unübersehbar geworden. Aus der wachsenden Zahl von Sammelwerken seien die Darstellungen von R. Degkwitz und W. Schmitt als Orientierungshilfen genannt. Die therapeutischen Erfolge sprechen für sich. Sie fallen besonders ins Gewicht bei den schizophrenen Kranken, von denen viele, die sonst hätten verwahrt bleiben müssen, unter medikamentöser Dauertherapie wieder entlassen werden können, während andere, die unter dem Einfluß psychotischer Erlebnisse zumindest arbeitsunfähig wären, bei reduzierten Ansprüchen wieder beschäftigt werden können. Erst die Pharmakotherapie schuf die Voraussetzungen für die breite Einführung soziotherapeutischer Maßnahmen. Auch der heilsame Zwang, sich mit Dokumentation und statistischen Methoden zu befassen, ist in erster Linie von der Pharmakotherapie ausgegangen.

Kaum beachtet werden die Auswirkungen der pharmakotherapeutischen Neuorientierung auf den *Typus des Psychiaters* und auf das innere Gefüge der Psychiatrie. Nach Einführung der Schockverfahren hatte schon einmal das therapeutische Interesse andere Aspekte verdrängt. Als es nach dem letzten Krieg mangels neuer Anregungen erlahmte, trat die klinische Psychopathologie in den Vordergrund. Sie ist gegenwärtig erneut auf dem Rückzug. Das Gebiet der Pharmakotherapie ist vom konkreten Detail her so umfangreich, daß es die Aktivität vieler Autoren völlig zu absorbieren vermag. Spezielle Fragen der Somatotherapie lassen sich in der Regel auch ohne Kenntnis der historisch gewachsenen geistigen Zusammenhänge und ohne Verständnis für die eigentlich psychiatrischen Probleme befriedigend bearbeiten, sofern die pharmakologischen und technischen Grundlagen und der Umgang mit Dokumentation und Statistik beherrscht werden. Der Schwerpunkt der wissenschaftlichen Aktivität hat sich über der Pharmapsychiatrie der Gegenwart zur Peripherie verlagert. Die Vernachlässigung der psychopathologischen Grundlagenforschung hat das Fach in gewisser Weise primitiviert, ihm andererseits einen nüchternpragmatischen Charakter gegeben und bei der Korrektur früherer Verstiegenheiten mitgeholfen. Standespolitisch gesehen, hat der Typus des naiven aber tatkräftigen Pharmapsychiaters weit mehr zur Anerkennung der Psychiatrie im öffentlichen Bewußtsein beigetragen als sein psychopathologischer Gegentypus.

Im Gegensatz zur Pharmakotherapie ist die zur gleichen Zeit mit großem Elan betriebene und vornehmlich auf schizophrene Kranke gerichtete *Psychotherapie* der Psychosen ohne Bedeutung für die Praxis gewesen. Der Aufwand an Zeit und die vom Therapeuten geforderte Anstrengung sind so außerordentlich, daß sich die individuelle Psychotherapie der Psychosen auf wenige ausgewählte Fälle beschränken muß. W. Bräutigam u. Chr. Müller haben anhand der Krankengeschichten exemplarische Beobachtungen erfolgreich behandelter Psychosen, die aus dem Schrifttum bekannt waren, katamnestisch verfolgt und den Erfolg bestätigt.

Angesichts der ohnedies unzureichenden ärztlichen Versorgung psychisch Kranker war die individuelle Psychotherapie der Psychosen ein theoretisch zwar aufschlußreiches und lebhaft diskutiertes, für den klinischen Alltag jedoch allzu anspruchsvolles Experiment. Es hat wesentlich dazu beigetragen, daß trotz der Allgegenwart der Pharmakotherapie auch im psychotherapeutischen Bereich die fruchtbare Spannung zwischen psychologischen und somatologischen Methoden erhalten geblieben ist. Die individuelle Therapie ist in der Praxis bald von der Gruppentherapie abgelöst worden. Über die Gruppenpsychotherapie wurden die Gruppenarbeit, die therapeutische Gemeinschaft und andere soziotherapeutische Maßnahmen und Institutionen eingeführt, die auf jeden Fall praktikabler als die individualtherapeutischen Methoden und vielfach auch wirksamer sind.

Als jüngste, in weniger als einem Jahrzehnt zu breitester Anwendung gediehene therapeutische Richtung am Rande der Psychotherapie sei die vorwiegend von angloamerikanischen Autoren wie Bandura, Eysenck und Rachman u. a. in Anlehnung an die Lerntheorie B. F. Skinners entwickelte *Verhaltenstherapie* genannt. Über Grundlagen und Methoden unterrichtet L. Blöschl. Ähnliche therapeutische Verfahren in der Tradition der alten Suggestivbehandlung waren bereits von Kretschmer, Frankl, Leonhard und anderen versucht worden. Es geht um die Anwendung der beim Studium bedingter Reflexe (Pawlow) und im lernpsychologischen Experiment gesammelten Erfahrungen auf Verhaltensstörungen unter experimenteller Kontrolle, um Prinzipien, die in der Erziehung beim Lernen, Üben, Meiden und Abgewöhnen durch Lohn und Strafe seit jeher intuitiv verfolgt worden sind, jetzt aber mit behavioristischer Exaktheit für den Aufbau einer von einzelnen Reaktionen zu Verhaltensgefügen aufsteigenden therapeutischen Methode herangezogen werden.

Als *Sozialpsychiatrie* werden die auf seelische Abnormität im sozialen Kontext gerichteten ärztlichen Aktivitäten zusammengefaßt. Zur Sozialpsychiatrie rechnen die vergleichende (transkulturelle) Psychiatrie, die psychiatrische Epidemiologie, die Untersuchungen zur Soziogenese psychischer Abnormität und Krankheit und die auf die Kenntnis von Psychotherapie, Gruppendynamik, sozialen Lernprozessen, gruppenbezogenen und institutionellen Rehabilitationsmöglichkeiten gestützte therapeutische Initiative einschließlich der Prävention und der Planung sozialer Ordnungen unter sozialmedizinischen und psychiatrischen Gesichtspunkten. Moderne Behandlungsformen sind in Deutschland vorbereitet worden durch die von H. Simon eingeführte Arbeitstherapie, worüber bei H. Merguet nachzulesen ist. Schon lange vor den Schockverfahren hatte die Arbeitstherapie den therapeutischen Fatalismus in den großen Anstalten gemildert und vielfach eine interne Sozialisierung des chronisch Kranken, aber keine Rehabilitation in einem offenen sozialen System erreicht. Die Sozialpsychiatrie im heutigen Sinne ist im angloamerikanischen Bereich entwickelt und von dort seit dem Ende der 50er Jahre im deutschen Sprachgebiet von Autoren wie R. Battegay, H. Gastager, H. Häfner, K. P. Kisker, C. Kulenkampff, R. Schindler, H. Strotzka, R. Walther, St. Wieser, W. Th. Winkler u. a. übernommen worden. Die Einführung in die Sozialpsychiatrie von Strotzka nennt die wichtigsten Quellen.

Die deutschsprachige Sozialpsychiatrie der Gegenwart — hierzu die von Lauter und J.-E. Meyer, Kranz u. Heinrich 1971, von Dörner u. Plog 1972 herausgegebenen Vortragsammlungen, die von Finzen u. v. Cranach zusammengestellten sozialpsychiatrischen Texte — gibt in ihrem sozialreformerischen Impetus dem Zeitgeist unmittelbaren Ausdruck. Der klassenkämpferische Unterton in Veröffentlichungen einiger jüngerer Sozialpsychiater ist nicht ohne Paradoxie, wenn man sich vor Augen hält, daß die neue Arbeitsrichtung mit ihren Rückwirkungen auf nosologische Grundüberzeugungen ein Import aus England und den USA gewesen ist und eine extrem konservative, hierzulande als „reaktionär", „repressiv", „kapitalistisch" attackierte Pychiatrie sich gerade in den sozialistischen Ländern am kräftigsten behauptet hat.

Die sozialpsychiatrischen Erfahrungen sind in erster Linie im Umgang mit chronisch schizophrenen Kranken, Alkoholikern, Epileptikern und bei der Selbstmordprophylaxe gesammelt worden. Als Sozialtherapie hat sich die therapeutische Technik, die die Dynamik der Gruppe und das Ordnungsgefüge therapeutischer Gemeinschaften zur Ausbildung von sozialer Verantwortung und Eigenverantwortung benützt, von ihren psychotherapeutischen und psychiatrischen Ursprüngen gelöst. In der Hand von Psychologen und Sozialarbeitern hat die Sozialtherapie Eingang in die Versuche einer Rehabilitation Krimineller gefunden. Zur Anwendung im juristischen Bereich hat sich soeben K. Dilger geäußert.

Nach der pharmakotherapeutischen Neuorientierung macht die Psychiatrie in Abhängigkeit von den vordringlich gewordenen soziotherapeutischen Aufgaben gegenwärtig eine Umgestaltung durch, die sich nicht auf das Selbstverständnis beschränkt, sondern das Verhältnis des bisher in mancher Hinsicht esoterischen Faches zu den anderen medizinischen Disziplinen und zur Öffentlichkeit grundlegend verändert. Der Abbau geschlossener Anstalten zugunsten vielfältig abgestufter sozialpsychiatrischer Institutionen und das Bemühen um Rehabilitation zwingen den Psychiater, in die Öffentlichkeit zu gehen, Vorurteile zu bekämpfen und sich entgegen irrationalen Widerständen für die ihm anvertraute unterprivilegierte Minderheit einzusetzen. Neben den ausschließlich naturwissenschaftlich orientierten Pharmakopsychiater ist, oft in derselben Person, der sozialpsychiatrische Organisator getreten, von dem in erster Linie politisches Geschick erwartet wird. Das psychopathologische Interesse hat sich im Gefolge dieser Entwicklung erst recht auf wenige Außenseiter und auf Psychotherapeuten und forensische Psychiater zurückgezogen, die nach wie vor auf eine vertiefte Kenntnis der psychischen Individualität angewiesen sind. Das Fehlen einer konsistenten sozialpsychiatrischen Theorie darf nicht überraschen und auch nicht stören: Die großen Entwicklungen in der neueren Psychiatrie sind in der Regel aus der therapeutischen Praxis und aus klinischen Erfahrungen entstanden, die erst in der Folge einer Theorie gesichtet worden sind. Nach dem Banalwerden der Pharmakotherapie bringt die Anhäufung empirischer Untersuchungen und der Überdruß an politischen Konfessionen auch auf dem Gebiete der Sozialpsychiatrie eine Bereitschaft mit sich, die Fakten theoretisch aufzuarbeiten. Es wäre möglich, daß auf diesem Wege die derzeit in die Peripherie gewandte Forschung ihrem psychopathologischen Schwerpunkt wieder näher kommt.

Durch die soziotherapeutische Wendung hat die Psychiatrie unabhängig von Fragen der Begutachtung und unabhängig von den immer schon bestehenden Beziehungen zur Kriminologie aktuelle Bedeutung für die Jurisprudenz bekommen. Die auf ausländische Vorbilder wie insbesondere die dänische Anstalt Herstedvester unter G. Stürup zurückgehenden sozialtherapeutischen Anstalten und die wissenschaftliche Durchdringung der hier gesammelten Erfahrungen werden künftig Juristen und Psychiater in gemeinsamer Arbeit beschäftigen. U. Eisenberg hat das Behandlungskonzept der nach § 65 2. StrRG vorgesehenen Anstalten kritisch besprochen. Entgegen den allzu optimistischen Erwartungen anderer Juristen ist der durch intime Kenntnis der kriminellen Lebensform gegen therapeutische Ideologie mißtrauische forensische Psychiater mit H. Ehrhardt (1969) geneigt, die Möglichkeiten der begrüßenswerten neuen Institution nicht zu überschätzen. Schon die personellen Voraussetzungen zur Verwirklichung des perfektionierten Programms sind in absehbarer Zeit kaum zu realisieren. Eine grundsätzliche Schwierigkeit liegt darin, daß es beim künftigen Klientel der sozialtherapeutischen Anstalten im Regelfall *nicht* um Krankheit geht und daß echter Leidensdruck fehlt. Gemessen an den Erfolgen bei der Behandlung psychischer Krankheit ist es ungleich schwieriger wenn nicht unmöglich, ohne ein Zerbrechen der Individualität, das totalitären Sozialordnungen vorbehalten bleiben muß, deviante Persönlichkeiten zu ändern und seelische Fehlhaltungen zu korrigieren. Wenn die Substanz fehlt, die geformt werden könnte, oder der kriminelle Lebensstil sich als eine zwar sozial unerwünschte, aber immanent optimale Form der Lebensbewältigung etabliert hat, wird aus der Soziotherapie zwangsläufig der Versuch einer Dressur, ob man ihn nun als Verhaltenstherapie oder sonstwie wissenschaftlich begründet.

4.4. Zur forensischen Problematik des Krankheitsbegriffes

Auseinandersetzungen über die Grundlagen der forensisch-psychiatrischen Sachverständigentätigkeit, die in ähnlicher Form schon in früheren Jahrzehnten geführt worden waren, werden erneut nach dem 2. Weltkrieg durch die von K. Schneider 1948 aufgestellten Thesen in Gang gebracht.

Maßgebend ist für K. Schneider ein auf Veränderungen des Leibes beschränkter *medizinischer Krankheitsbegriff*. Unterstellt man auch bei den endogenen Psychosen einen die Sinnkontinuität der Lebensentwicklung zerreißenden, vorerst unbekannten Krankheitsprozeß, dann decken sich die psychopathologischen Voraussetzungen einer Exkulpierung: Bewußtseinsstörung, krankhafte Störung der Geistestätigkeit und Geistesschwäche, mit den als Folge von Krankheiten auftretenden seelischen Abnormitäten. Als nicht im strengen Sinne krankhaft sind hinzuzurechnen lediglich die seltenen erlebnisreaktiven Dämmerzustände und die angeborene Verstandesschwäche. Die Grenzen zwischen Zurechnungsfähigkeit, verminderter Zurechnungsfähigkeit und Zurechnungsunfähigkeit lassen sich nicht exakt bestimmen. Die Intensität der psychopathologischen Auffälligkeiten gibt einen ungefähren Anhaltspunkt mit einer wichtigen Ausnahme:„ Krankhafte Störung der Geistestätigkeit in der Form der einwandfreien cyclothymen Phase und Schizophrenie bedeutet auch in leichteren Fällen einen so unberechenbaren und unüberschaubaren Eingriff in das Wesen und Handeln des Menschen, daß dann stets § 51 Abs. 1 gerechtfertigt ist" (³ 1956, 27). Nur in Ausnahmefällen läßt sich die Annahme verminderter Zurechnungsfähigkeit bei abnormen Persönlichkeiten rechtfertigen. Die nach der Feststellung der psychopathologischen Voraussetzungen durch den Gesetzestext geforderten Fragen nach der Fähigkeit der Einsicht und erst recht der Fähigkeit, nach dieser Einsicht zu handeln, sind nicht beantwortbar. Aus dem klinischen Gesamtzustand muß generell auf den Zustand beim Begehen der Tat geschlossen werden. Das Delikt selbst wird nur dann näher betrachtet, wenn sich an ihm Merkmale der psychischen Störung ablesen lassen oder wenn es, beim Schwachsinn, darauf ankommt, ob es sich um einen einfachen oder einen schwer zu übersehenden Tatbestand handelt.

Der „Agnostizismus" Schneiders ist von einer Reihe von Autoren übernommen worden. Am konsequentesten (und am entschiedensten der Entwicklung der Rechtsprechung entgegengerichtet) war der Vorschlag W. de Boors (1959), die Exkulpierung unter Verzicht auf eine Ermittlung der psychologischen Konsequenzen von psychopathologischen Befunden abhängig zu machen, die streng an den medizinischen Krankheitsbegriff gebunden bleiben; die nicht körperlich bedingten Bewußtseinsstörungen und andere nicht krankhafte Normabweichungen wären als schuldmindernd angemessener im Rahmen besonderer personaler Umstände und unabhängig von den Bestimmungen des derzeitigen § 51 StGB berücksichtigt. Übereinstimmend mit K. Schneider haben S. Haddenbrock und H. Witter immer wieder betont, daß die Fähigkeit des Menschen zur „freien Willensbestimmung" kein Gegenstand wissenschaftlicher Gutachten sein kann, daß positive Aussagen über den „Freiheitsgrad" in der konkreten Tatsituation nicht möglich sind und die Frage, ob der Täter anders hätte handeln können, den Sachverständigen prinzipiell überfordert. Die Meinung des Sachverständigen über die Zurechnungsfähigkeit bzw. den Grad verminderter Zurechnungsfähigkeit sei nicht als wissenschaftliche Aussage, sondern als Ermessensäußerung zu verstehen.

Die im Umgang mit dem Freiheitsbegriff weniger ängstlichen „Gnostiker" (v. Baeyer, Ehrhardt u. a.) vertreten demgegenüber einen pragmatischen Standpunkt, der sich den Forderungen der Praxis anpaßt. Sie können für sich anführen, daß der Richter, der ja mit der Beiziehung des Sachverständigen einen Mangel an speziellem Sachwissen zum Ausdruck bringt, sich von einem mit kritischem Methodenbewußtsein die entscheidenden Fragen zurückweisenden Sachverständigen im Stich gelassen fühlen muß und „daß vom psychiatrisch-psychologischen Sachverständigen in foro durchaus kein Bekenntnis für oder gegen die Freiheit erwartet oder gar gefordert wird". Der Gutachter habe sich lediglich „zu den empirisch faßbaren Bedingungen der Möglichkeit von Unfreiheit bei diesem Täter zur Zeit dieser Tat zu äußern" (Ehrhardt, 1968, 284). Die Auswirkungen solcher Divergenzen in Grundsatzfragen auf die *Praxis* der psychiatrischen Begutachtung sind — gleiche Qualität der Sachverständigen vorausgesetzt — überraschend gering. Wer die literarischen Fehden beider Parteien verfolgt, hat den Eindruck, daß die Auseinandersetzungen, die in den letzten Jahren nach außen, nämlich mit der forensischen Psychologie, geführt wurden, auch in der *Theorie* zu einer Konvergenz der psychiatrischen Meinungen geführt haben.

Im einzelnen sei auf Arbeiten von Haddenbrock hingewiesen, der seit 1955 die Aufgaben des Sachverständigen in der Erschließung der Determinations*struktur* sieht, eine wissenschaftliche Aussage über den Determinations*grad* dagegen für nicht möglich hält. Die unter Annäherung an den anthropologischen Standpunkt gestellte Frage nach der *Verantwortungsfähigkeit* (1968) soll das Indeterminismusproblem ausklammern. Sie läßt offen, ob der sich selbst bestimmende und deshalb verantwortliche Täter in seiner Motivation determiniert, nicht determiniert oder relativ determiniert war. Witter hat die Freiheitsfrage besonders im Zusammenhang mit neurotisch-psychopathischen Zuständen und ihrer sozialrechtlichen Bewertung erörtert. Seine Beiträge zur strafrechtlichen Beurteilung von Affektdelikten vertreten den psychiatrischen Standpunkt gegenüber Psychologen wie U. Undeutsch, die in Übereinstimmung mit Tendenzen der Rechtsprechung Situationen der „Ausweglosigkeit" als Bewußtseinsstörung im Sinne des § 51 StGB berücksichtigen, ohne dabei einen Unterschied zu machen zwischen Fragen der Zumutbarkeit und der Zurechenbarkeit. Da indessen das geltende Strafrecht das Prinzip der „Unzumutbarkeit" oder der „Einschränkung der Zumutbarkeit" normgerechten Verhaltens nach dem Beispiel der Notwehr auf wenige typische Situationen beschränkt, müssen auch Witter und R. Luthe (1966) auf die „Zurechenbarkeit" und den „Krankheitswert" zurückgreifen, wenn sie bei nichtpsychotischen Tätern, die in ihrer Verzweiflung nahestehende Menschen in einen Selbstmordversuch einbezogen hatten, Strafmilderung oder Exkulpierung empfehlen wollen.

Das Verhängnis über manchen Taten, die von nicht psychotischen Menschen beim erweiterten Suizid und in anderen Extremsituationen aus Verzweiflung oder als Reaktion auf nichtendenwollende Niedertracht begangen worden sind, beeindruckt auch den Sachverständigen. Er sollte sich dennoch, als objektiver Sachverständiger, nicht in die Rolle eines Nothelfers drängen lassen, der mit einem quasi medizinischen Kunstgriff der Menschlichkeit gegen das Recht zu Hilfe kommt und der richterlichen Wertung vorgreift. Der nicht aufhebbaren Tragik mancher Verzweiflungstaten wird ein Schuldspruch, der in angemessener Paradoxie auf die reale Sanktion verzichtet, eher gerecht als eine Verneinung der Verantwortlichkeit. Die neuen Bestimmungen über die Strafaussetzung zur Bewährung versprechen hier mit ihrem erweiterten zeitlichen Rahmen eine praktikable Lösung.

Auf der Seite jener Meinungen, die vom Ergebnis her als *pragmatisch* der *agnostischen* Auffassung gegenübergestellt werden können, sind die Arbeiten W.v. Baeyers zu nennen, insbesondere der Handbuchartikel von 1959 über „Neurose, Psychotherapie und Gesetzgebung" mit der Anwendung einer anthropologisch fundierten Willenspsychologie (W. Keller, P. Ricoeur, J. P. Sartre) auf kriminalbiologische und forensisch-psychiatrische Fragen. Menschliches Wollen muß immer in Relation zu *nicht* willensmäßigen Antrieben, Stimmungen, Charakterstrukturen, Situationen gesehen werden. Neben dem expliziten Wollen ist mit Keller als *limitatives* Wollen ein schnellfertiges Einiggehen mit aktuellen Triebregungen zu unterscheiden. Ein großer Teil der forensisch wichtigen „Kurzschlußhandlungen" in erregenden Situationen fällt unter den Begriff des limitativen Wollens, ein anderer Teil läuft zwar unwillentlich und unberechenbar ab, ist aber Folge einer Seinsverfassung, in der sich der Täter seiner Selbstbestimmung entschlagen hat oder sie sich hat entwinden lassen. Unbewußtheit der Motive bedeutet keineswegs schon mangelnde Verantwortlichkeit für die Tat. „Nur da, wo der Hintergrund einer kriminellen Affektreaktion selbst wieder unfreie Verstrickung ist, kann gegebenenfalls eine verminderte Zurechnungsfähigkeit angenommen werden" (1959, 653). Der von v. Baeyer eingehend berücksichtigte Versuch Müller-Suurs (1956), als Grundlage für die forensische Beurteilung von Neurosen den Grad der Abnormität neurotischen Verhaltens zu bestimmen, verrät ebenfalls Beziehungen zur phänomenologisch-anthropologischen Forschung: Auszugehen ist von der als „Seinsgradminderung" eingeführten Beschränkung individueller Entfaltungsmöglichkeiten im Gefolge der abnormen Persönlichkeitshaltung. Von einem individuellen Krankheitswert des durch die abnorme Persönlichkeitshaltung hervorgerufenen seelischen Krankseins kann dann gesprochen werden, „wenn diese Seinsgradminderung äquivalent gesetzt werden kann einer Seinsgradminderung, wie sie körperlich begründbare Krankheitsprozesse und endogene Psychosen nach den Erfahrungen der Klinik hervorzurufen pflegen" (1956, 376). Der individuelle Krankheitswert ist forensisch nur dann relevant, wenn das Individuum durch ihn behindert oder außerstande gesetzt wird, die durch das Mitsein mit den anderen bestimmten individuellen Mindestnormforderungen zu erfüllen. Es geht somit nicht nur darum, die Divergenz von der eigentlichen Individualnorm zu bestimmen, sondern auch darum, den so gewonnenen individuellen Krankheitswert auf den *kollektiven Krankheitswert* zu reduzieren.

Die neuere Entwicklung läßt Zweifel aufkommen, ob man mit K. Schneider die psychiatrische Systematik als verläßliche Basis für die forensische Beurteilung nehmen darf. Bedenken bestehen insbesondere gegen die einseitige Orientierung der Begutachtung am medizinischen Krankheitsbegriff. Von Krankheit bzw. Mißbildung und Krankheitsfolge kann mit hinreichender Verläßlichkeit nur bei den körperlich begründbaren Psychosen und Abbau-Syndromen gesprochen werden. Die Entstehung aus körperlicher Krankheit läßt seelische Abnormität zur „krankhaften Störung der Geistestätigkeit" (§ 51 StGB), zur krankhaften seelischen Störung (§ 20 2. StrRG) werden. Die Schwere seelischen Krankseins kann jedoch nicht an der Schwere der verursachenden Krankheit gemessen, sondern allein mit psychopathologischen Mitteln bestimmt werden. So gesehen, sind viele körperlich begründbare Syndrome forensisch bedeutungslos. „Komplizierende" somatische Störungen, die in zentralnervöse Funktionen eingreifen, können zusammen mit vorgegebenen Persönlichkeitszügen und biographisch geprägten Bereitschaften ein auffälliges Mißverhältnis zwischen Anlaß und Ausmaß reaktiv entstandener seelischer Erregung erklären. Im pathogenetischen Gesamt haben jedoch die komplizierenden somatischen Bedingungen, die ein Syndrom als krankhaft im medizinischen Sinne legitimieren, oft nur geringes Gewicht. Die Syndrome, auf die der medizinische Krankheitsbegriff ohne Einschränkung anwendbar ist, decken sich nur ausschnittsweise mit den im juristischen Sinne krankhaften Störungen.

Schon die Stellung der endogenen Psychosen ist in diesem Zusammenhang problematisch. Wenn überhaupt die erst in der 2. Hälfte des 19. Jahrhunderts nach Entdeckung der progressiven Paralyse verfestigte Vermutung zutrifft, daß die endogenen Psychosen auf (vorerst noch unbekannten) somatischen Krankheitsvorgängen beruhen, wäre es aus neuerer Sicht unwahrscheinlich, daß ein Krankheitsprozeß den gesamten Verlauf begleitet. Am ehesten lassen noch die produktiven Verlaufsstadien an ein von der Spielbreite des Physiologischen abweichendes körperliches Geschehen denken. Es sind jene Stadien, in denen die psychopathologischen Phänomene von einer Entgleisung der seelischen Dynamik getragen werden: einer Restriktion der Dynamik in depressiven, einer Expansion in manischen Phasen, einem Unstetigwerden des dynamischen Grundgeschehens in den mit einer Wahnstimmung einhergehenden floriden Schizophrenien. Unklar bleibt, ob die vermuteten somatischen Prozesse, was früher selbstverständliche Annahme war, autochthon in Gang kommen, „primäre" Vorgänge sind, oder ob sie, im Sinne einer strukturell-dynamischen Kohärenz, auf dem Boden einer angelegten Bereitschaft auch aus kritischen Spannungen des seelischen Gefüges hervorgehen können. Von produktiver Psychose kann jedenfalls mit hinreichender Verläßlichkeit nur bei klar abgegrenzten depressiven und manischen Phasen insbesondere in bipolaren Verläufen, bei initialen und episodischen Schizophrenien gesprochen werden. In allen anderen, durch eine Defizienz an Dynamik oder eine Verformung der seelischen Struktur gekennzeichneten, vorwiegend chronischen Syndromen können allenfalls Residuen eines produktiv psychotischen Geschehens vermutet werden.

Gerade bei Syndromen von besonderer forensischer Relevanz, die herkömmlicherweise „Psychose" genannt werden, wie die schleichenden Wahnerkrankungen im Hintergrund mancher zunächst rätselhafter Gewalttaten, spricht die konsequente Entwicklung aus persönlichkeitseigenen Voraussetzungen in vielen Fällen *gegen* einen somatischen Krankheitsprozeß. Beschränkt man den Begriff „Psychose" auf die von einer Entgleisung der Dynamik getragenen Syndrome (Janzarik, 1969), würde beispielsweise der paranoische Wahn nicht mehr unter diesen Begriff fallen. Man hätte von einer fixierten strukturellen Verformung zu sprechen. Die Unkorrigierbarkeit ist kein Argument für einen Krankheitsprozeß im medizinischen Sinne. Bei endogenen Syndromen sind im Gegenteil Remission und Korrektur am ehesten dann zu erwarten, wenn Aktuität und Produktivität den Gedanken an ein somatisches Krankheitsgeschehen nahelegen. Der chronische Wahn und chronifizierte Depressionen müssen ungeachtet der an ihrem Aufbau beteiligten neurosenpsychologischen Mechanismen psychopathologisch von „neurotischen" Verfassungen unterschieden werden. Mit verfestigten Fehlhaltungen auf neurotischer oder psychopathischer Grundlage, mit Zwang und Sucht ist jedoch den psychotisch entstandenen Verformungen seelischer Struktur gemeinsam, daß sie schwer oder gar nicht zu beeinflussen sind und oft ein ganzes Leben überdauern.

Entgegen den Einwänden, die eine Modifizierung und Einschränkung der Krankheitsphypothese nahelegen, und entgegen der Entwicklung der höchstrichterlichen Rechtsprechung hat die forensische Psychiatrie allzu dogmatisch am medizinischen Krankheitsbegriff festgehalten und damit den Vorwurf des „Biologismus" herausgefordert. Nur so ist die psychologisch-juristische Reaktion verständlich, die bei den Beratungen über die Strafrechtsreform 1966 bewirkt hat, daß zu den psychopathologischen Voraussetzungen, die zur vollen Exkulpierung führen können, in Zukunft auch die »schwere andere seelische Abartigkeit« gehören wird. Aus psychiatrischer Sicht wird dann, paradoxerweise, wie man im Hinblick auf die bisher geübte agnostische Zurückhaltung sagen könnte, die Prüfung von Einsichtsfähigkeit und Steuerungsfähigkeit die einzige Sicherung gegen ein allzu großzügiges Exkulpieren oder ein ähnlich ungehemmtes und illusionistisches Therapieren und Besserwollen sein: Ganz wie zu Zeiten Grohmanns muß in der Gegenwart wieder eine weit verbreitete Neigung vorausgesetzt werden, nach den Maßstäben des noch nicht durch Erfahrung korrigierten vorwissenschaftlichen Erstaunens allein schon das Außerordentliche und Befremdliche einer Tat zum Kriterium seelischer Abartigkeit zu machen.

Leider ist auf absehbare Zeit nicht zu erwarten, daß die der Rechtsprechung angepaßte Ausdehnung der psychopathologischen Voraussetzungen einer Exkulpierung für andere Rechtsgebiete, wo die neuen Formulierungen weniger problematisch sind und wo sie längst überholten Begriffen vorzuziehen wären, genützt werden wird. Die jetzt umfassend gewordenen psychopathologischen Begriffe der Strafrechtsreform könnten zum ersten Mal die Gesamtheit der in verschiedenen Gesetzen verschieden bezeichneten abnormen psychischen Verfassungen einheitlich klassifizieren.

Die Divergenzen in der Auffassung des Krankheitsbegriffes lassen immer wieder die Befürchtung laut werden, daß mit der *Auswahl des Sachverständigen* bereits eine Vorentscheidung getroffen werde. Bei der Beurteilung durch wirklich erfahrene Sachverständige sind indessen auch bei erheblichen Meinungsverschiedenheiten in der Theorie die im konkreten Fall erarbeiteten Resultate überraschend ähnlich. Sensationsprozesse sind nicht der Ort, um den Konsensus der Kennerschaft im Alltag der Begutachtung zu bemerken. Die hier versammelten namhaften Fachwissenschaftler können ihrer forensischen Erfahrung und Kenntnis nach Anfänger sein oder den Anschluß an frühere Kenntnis und Erfahrung schon lange verloren haben. Wer neben anerkannter wissenschaftlicher Tätigkeit im psychologisch-psychopathologischen Kernbereich seines Faches nicht wenigstens seine 100 Gutachten in foro vertreten hat, ist so wenig die vom Juristen apostrophierte „Kapazität" wie der emsige und kundige Praktiker, der schon tausend Gutachten verfaßt, aber noch nie durch eigenständige Publikationen unter Beweis gestellt hat, daß er mit der wissenschaftlichen Problematik seiner Tätigkeit von Grund auf vertraut ist.

Wie es inzwischen den erfahrenen forensischen Psychologen gibt, sollte auch dem *Psychoanalytiker*, dessen Extremposition zur Verbreiterung der Diskussionsbasis beitragen würde, Gelegenheit gegeben werden, sich forensische Kennerschaft anzueignen. Sobald in der Routinearbeit an durchschnittlichen Fällen die unerläßliche Erfahrung erworben und die aus der bisherigen Außenseiterstellung erwachsene Frustrationsaggressivität des Analytikers abgebaut sein werden, wird sich vermutlich auch hier die Konvergenz der Praxis bemerkbar machen. Fehlbeurteilungen wird es immer geben. Sie sind bedeutungslos, gemessen an dem Schaden, den eine einzige unbedachte Gesetzesänderung anrichten kann wie jene erst 1972 korrigierte Novelle zur StPO vom 19. 12. 64, die durch eine (der Intention nach begrüßenswerte) Einschränkung der Haftgründe im Ergebnis ein *Gesetz zur Förderung der Berufskriminalität* geworden ist.

In besonderem Maße hat sich die Diskussion über die strafrechtliche Verantwortlichkeit seelisch abnormer Täter auf die *sexuell* determinierten Straftaten gerichtet. Der isolierenden und vergrößernden Betrachtungsweise des von den Phänomenen der Sexualität faszinierten oder durch eigene Devianz hellsichtigen (und dann nicht immer unparteiischen) Spezialisten, aber auch dem auf psychopathische und neurotische Einzelzüge achtenden Kliniker wird hier in vielen Fällen die Konstatierung abnormer seelischer Varianten keine Schwierigkeiten bereiten. Die vertiefte psychologische und psychopathologische Analyse, zu der auch das kritische Filtern der von retrospektiven Korrekturen und Entlastungsbemühungen, von subjektiven und objektiven Klischees verzerrten Aussage gehört, wird indessen nur von Fall zu Fall die forensische Relevanz dieser Art seelischer Abartigkeit bejahen können. Das stereotype Festhalten an einer früh verfestigten Form der Sexualdelinquenz kann beim Heranwachsenden die Annahme einer schwerwiegenden Reifungshemmung nahelegen, beim Erwachsenen Anlaß geben, die Frage einer schweren seelischen Abartigkeit besonders sorgfältig zu prüfen. Unabhängig davon impliziert die durch den Erfolg bestätigte, durch Gewohnheit gefestigte und im Abwägen des Risikos zunehmend unbedenkliche Bereitschaft, Befriedigung der Geschlechtlichkeit in der Richtung einer ihrer hypertrophierenden und sozial gefährlichen Komponenten zu suchen, nicht dann schon eine Einschränkung der Verantwortlichkeit, wenn im Zuge einer abnormen sexuellen Stilbildung und in objektiv befremdlicher Weise schließlich Schädigung, Qual oder Vernichtung des Opfers das subjektiv erreichbare Maximum an Lust gewähren und im Kräftespiel der Primitivplanung zum natürlichen Anspruch eines rücksichtslos seine Triebziele verfolgenden Täters geworden sind. Unbeschadet ihres möglichen Indizcharakters ist die Monstrosität einer Tat auch hier ein unsicheres, wenngleich beliebtes Argument für schwere seelische

Abartigkeit und schon gar kein Argument für eine strafrechtlich relevante Beeinträchtigung von Einsichtsfähigkeit oder Steuerungsfähigkeit. Als brauchbar für die forensische Begutachtung hat sich der auf v. Gebsattel zurückgehende *Sucht*begriff Gieses erwiesen. Sexuelle Devianz ist freilich noch nicht gleichbedeutend mit süchtigem Verfallensein, die Konstatierung süchtigen Sexualverhaltens noch nicht der Nachweis suchtabhängiger Delinquenz, sondern erst die Grundlage von Verlaufsanalyse und spezieller Motivationsanalyse. Nicht so sehr die sexuell motivierten Kapitalverbrechen des entschlossenen Triebtäters wie die stereotyp rezidivierenden Entgleisungen des exhibitionistischen oder pädophilen Täters aus Schwäche wecken Zweifel an der vollen Verantwortlichkeit.

Angriffe, die vom Journalismus der Gegenwart und ihm nahestehenden, in erster Linie psychoanalytischen Autoren gegen Strafjustiz und „repressive Kriminalpsychiatrie" (T. Moser) geführt werden, beziehen sich mit Vorliebe auf Sensationsprozesse in Sexualstrafsachen und richten sich im übrigen gegen eine aus Literaturstudien rekonstruierte Psychiatrie, deren Wandlungen in den letzten beiden Jahrzehnten mangels eigener Erfahrung nicht registriert wurden. Zeitgeschichtlich bemerkenswert ist ihre Tendenz, die „Brutalität des Strafens" anzuprangern, das Gequält- und Geschlachtetwerden (der anderen) aber verständnisvoll hinzunehmen als den Tribut der Gesellschaft an ihr bemitleidenswertes Opfer, den von schwerer soziogener Krankheit zu heilenden Täter. Die Ablehnung jeden Strafens ist hier genauso auf Mechanismen der Identifizierung und unbewältigte Aggressionen verdächtig wie das Vergeltungsgeschrei der anderen Seite. Entscheidend dürfte sein, daß der Hintergrund der sexuellen Thematik mit dem Autoritätsprotest, der zu den persönlichen Voraussetzungen des erfolgreichen Gesellschaftskritikers wie des Journalisten gehört, beim breiten Publikum besondere Beachtung verspricht. Tatsächlich ist dem an seine Delinquenz fixierten Sexualstraftäter vor einer Kastration (hilfsweise auch medikamentösen oder neurochirurgischen Eingriffen) durch Strafdrohung und Strafe wie durch wohlgemeinte Psychotherapie schlecht beizukommen. Bedenklich sind jedoch die von hier ausgehenden und über die Massenmedien Meinungs- und Vorsatzbildung beeinflussenden Versuche grundsätzlicher Art, die Sanktionsautorität des Staates verächtlich zu machen. Ihr *generalprovokativer* Effekt, den die psychiatrische Exploration bei intelligenten Nachwuchskriminellen bereits zu fassen bekommt, ist vermutlich so wenig beabsichtigt wie auf der anderen Seite bedacht wird, daß sich das Vergeltungsbedürfnis einer Sozietät als eine auf urtümlichen ethologischen Gegebenheiten — dem *Anstoßnehmen* — beruhende psychologische Realität durch Aufklärung nicht aus der Welt schaffen, allenfalls durch besonnene Erziehung auf eine humane Ebene transponieren läßt.

Trotz seiner Begrenztheit bleibt der medizinische Krankheitsbegriff unentbehrlich. Die forensisch relevanten Syndrome, die ihm entsprechen, bilden den Maßstab, an dem zumindest in der Praxis alle anderen abnormen Erscheinungen nach ihrem *Krankheitswert* gemessen werden. Wer sich der Empfehlung Friedreichs erinnert, zwischen alltäglichen Leidenschaften und Affekten und einem „der psychischen Krankheit selbst analogen Grade der Leidenschaft" zu unterscheiden, wird feststellen können, daß man vor mehr als 100 Jahren genauso vorgegangen ist. Die Krankheitsanalogie allein bleibt freilich unscharf. Vorzuziehen ist, wie Müller-Suur gezeigt hat, ein differenziertes Kalkül, das mit der Berücksichtigung der individuellen Seinsgradminderung, der Äquivalenz mit psychischer Krankheit und des aus solchem Kranksein resultierenden Zurückbleibens hinter den individuellen Mindestnormforderungen hinreichend abgesichert und der Vielschichtigkeit des juristischen Krankheitsbegriffes angeglichen ist. Ein rein soziologischer Krankheitsbegriff, der auf die „Unangepaßtheit" abhebt und der speziell von psychologischer Seite empfohlen wird, ist zwar sehr modern (wenn auch schon nicht mehr „fortschrittlich"), für den forensischen Gebrauch aber völlig unzureichend und bei der Unverbindlichkeit des Maßstabes bedenklich. Wäre der soziologische Krankheitsbegriff z. Z. der nationalsozialistischen Diktatur üblich gewesen, wäre seine logische Konsequenz die „Euthanasie" des anpassungsunwilligen politischen Gegners gewesen. Die Vernichtung unter einem anderen Vorzeichen hat sich letztlich auch auf einen ausschließlich kollektiven Maßstab berufen, der immer in Gefahr ist, manipuliert zu werden und unmenschliche Züge anzunehmen.

Nachdem die „Geistesschwäche" durch die Strafrechtsreform auf den unproblematischen „Schwachsinn" eingeengt werden wird, bedarf neben der „krankhaften seelischen Störung" und der „schweren anderen seelischen Abartigkeit" lediglich noch die „tiefgreifende Bewußtseinsstörung" nach der Formulierung des künftigen § 20 2. StrRG der Diskussion. Obwohl der Gesetzgeber nicht mehr von einer der krankhaften seelischen Störung „gleichwertigen" Bewußtseinsstörung ausgeht, kann auch hier das psychiatrische Kalkül auf die Berücksichtigung der „Krankheitswertigkeit" nicht verzichten. Ein Verzicht wäre eher möglich, wenn es um den engeren Bewußtseinsbegriff ginge, der sich auf die Vigilität und ihre Störungen bezieht. Die Rechtsprechung jedoch und erst recht die forensische Psychologie, deren Grenzziehungen so wenig wie die der Psychiatrie standespolitische Motivierungen verleugnen können, fassen den Bewußtseinsbegriff weiter.

Dem Rechtsbegriff „Bewußtseinsstörung" werden üblicherweise neben den toxisch, vor allem durch Alkohol und Drogen verursachten reversiblen Trübungen und Störungen der Vigilität und der Ordnung des psychischen Feldes die forensisch relevanten *affektiven Ausnahmeverfassungen* zugerechnet. Nach anderen gleichsinnigen Entscheidungen hat das Urteil des BGH vom 10. 10. 1957 — umfangreiches Material zur Beurteilung des dort behandelten Falles findet sich bei De Boor (1966) — die Möglichkeit, eine Bewußtseinsstörung anzunehmen, sehr weit ausgedehnt durch den Leitsatz: „Eine Bewußtseinsstörung im Sinne des § 51 StGB kann bei einem in äußerster Erregung handelnden Täter auch dann gegeben sein, wenn er an keiner Krankheit leidet und sein Affektzustand auch nicht von sonstigen Ausfallerscheinungen (wie z. B. Schlaftrunkenheit, Hypnose, Fieber oder ähnlichen Mängeln) begleitet ist." Da selbst bei jenen Affektdelikten, die hinsichtlich der Verantwortlichkeit ganz unproblematisch sind, immer wieder auf dieses Urteil verwiesen wird, ist eine kritische Bemerkung angebracht: Der seinerzeit exkulpierte Täter, von dem der Leitsatz des BGH ausgeht, hatte im Zeitpunkt der Tat einen Blutalkoholgehalt von über 1 ‰, zeigte also jene Komplikation, die im Zusammenwirken mit affektiver Erregung besonders häufig die Annahme einer Bewußtseinsstörung begründet. Insofern ist der Fall ungeeignet, das Auftreten einer Bewußtseinsstörung beim Gesunden ausschließlich auf dem Boden affektiver Erregung zu belegen. Im übrigen zwingt die Interpretation des § 51 (§ 20 2. StrRG) aus dem Wortlaut des § 213 StGB zu einer sehr engen Auslegung des Rechtsbegriffes „Bewußtseinsstörung". Es heißt hier ausdrücklich: „... auf der Stelle zur Tat hingerissen worden..." und nicht etwa: „... ließ sich der Totschläger hinreißen..." Die Formulierung impliziert den Zwang, das Nicht-anders-gekonnt-haben. Das Hingerissenwerden durch einen unverschuldeten Zorn entspricht genau dem Sachverhalt, den manche Sachverständige voraussetzen, wenn sie eine Aufhebung der Steuerungsfähigkeit durch eine affektiv bedingte Bewußtseinsstörung bejahen. „Heftiger Affekt", der nach der Rechtsprechung zu § 213 StGB gefordert wird, und heftigster Affekt, der dann etwa für eine Bewußtseinsstörung spräche, lassen sich nicht unterscheiden. Es wäre willkürlich, hier eine die Verantwortlichkeit ausschließende Bewußtseinsstörung und dort nur einen Schuldminderungsgrund anzunehmen.

Reine Affekttaten gesunder und auch sonst unauffälliger Menschen, bei denen eine Bewußtseinsstörung unabhängig von komplizierenden Faktoren zu diskutieren wäre, sind im Alltag der Begutachtung Raritäten. Wenn man vom Regelfall, nämlich der toxisch oder sonst organisch komplizierten Bewußtseinsstörung, von Intelligenzmangel und abnormer Persönlichkeitsartung absieht, geben Affektdelikte von Ausländern, zu deren Herkunftsmilieu trotz ausreichender Intelligenz und guter sozialer Anpassung ein großes zivilisatorisches Gefälle besteht, gegenwärtig am ehesten Anlaß zur Annahme einer Bewußtseinsstörung. Hier liegt die „Komplikation" in einer durch kulturelle Tradition auf bestimmte Situationen geprägten Bereitschaft zu elementaren Kurzschlußhandlungen. Affektive Erregung kann sich auf diesem Hintergrund überzeugender als unverschuldetes Außersichgeraten von dem gewohnten Sichgehenlassen abheben als dort, wo tradierte und allgemein anerkannte Verhaltensregeln, die auch den Täter erreichen konnten, Exzesse im Abreagieren affektiver Spannungen entschieden mißbilligen.

Die Grenzen der Bewußtseinsstörung werden im psychologischen Gebrauch, wie gesagt, weiter gefaßt als in der Psychiatrie. Im Handbuchbeitrag von H. Thomae u.

H. D. Schmidt werden (1968, 339 ff.) „Bewußtseinsstörung", „seelische Störung" und „Störung der Persönlichkeit" gleichgesetzt. Der Begriff „Bewußtseinsstörung" meint in dieser Abgrenzung alle Dimensionen der menschlichen Persönlichkeit, und damit auch die Störungen der Entwicklung der „sozialkulturellen Persönlichkeit". Die Aussage, ob zur Tatzeit eine »Bewußtseinsstörung« von forensisch erheblichem Ausmaß vorgelegen habe, wird zur Aussage über Prägnanz und Struktur des Erlebens und Verhaltens zur Tatzeit. Auch unter diesen Voraussetzungen können, wie die angeführte Kasuistik zeigt, die Resultate der Begutachtung die gleichen sein wie bei der Verwendung eines engeren Bewußtseinsbegriffes. Die genannten psychologischen Autoren scheinen mit Bedacht sogar solche Fälle bevorzugt zu haben, in denen die auf eine Analyse der kritischen Motivationslage gerichtete psychologische Expertise der von psychiatrischer Seite empfohlenen Exkulpierung widersprechen mußte, als gelte es den Verdacht zu entkräften, die forensische Psychologie identifiziere sich mit den aus gesellschaftlichem Protest oder anderen ideologischen Gründen grundsätzlich exkulpierungsfreudigeren Experten. Die im gleichen Zusammenhang aus den Ergebnissen der neueren Psychologie entwickelten Kriterien der Einsichts- und Handlungsfähigkeit verdienen auch von psychiatrischer Seite beachtet zu werden. Gleichwohl kann dem psychiatrischen Sachverständigen die Anwendung des psychologischen Bewußtseinsbegriffes nicht empfohlen werden. Er ist so weit, daß er alles und nichts meint und im forensischen Gebrauch sich selbst wie überhaupt jede Diagnostik und Typologie aufhebt. Die „biologischen" Voraussetzungen der Exkulpierung müssen im Gefolge der neueren Entwicklung zwar anders als bisher gesehen und als *psychopathologische* Voraussetzungen interpretiert werden. Unverändert jedoch fordert der Gesetzestext ein zweistufiges Vorgehen. Auch in der Praxis hat sich die auf die psychopathologischen Vorbedingungen *und* die psychologischen Konsequenzen gerichtete Frage bewährt. Sie verspricht am ehesten Annäherung an das letztlich unerreichbare Ziel einer objektiven Beurteilung.

Literatur

Der Versuch, ein umfassendes Thema auf engem Raum abzuhandeln, hat den Verfasser auch bei der Auswahl der Literatur auf Einzelheiten verzichten lassen. Im Literaturverzeichnis erscheinen neben einer begrenzten Zahl wichtiger Originalarbeiten vor allem Veröffentlichungen, die durch den ausführlichen Nachweis des Schrifttums oder durch die systematische Art der Darstellung und historische Hinweise den Zugang zu speziellen Fragen erleichtern. Im Text nur beiläufig erwähnte Autoren werden im Literaturverzeichnis nicht berücksichtigt. Da es zu umständlich und doch nur Gelehrsamkeit aus zweiter Hand gewesen wäre, allgemein bekannte historische Daten und Zusammenhänge aus den Quellen zu belegen, wird die alte Literatur in der Regel nur genannt, wenn aus den Quellen wörtlich zitiert worden ist. Bei der Abfassung der geschichtlichen Passagen leisteten neben den großen Enzyklopädien und Biographien wertvolle Dienste das schon erwähnte Werk von W. Leibbrand und A. Wettley (für dessen Neuauflage man sich das bei der hier ausgebreiteten Materialfülle unentbehrliche detaillierte Sachregister wünschte) und die von K. Kolle herausgegebenen Lebensbeschreibungen. Die ältere historische Literatur ist zusammengestellt in einem Handbuchbeitrag von Kirchhoff. Die neuere historische Literatur wird angeführt in dem mit gesellschaftskritischer Intention verfaßten Anhang zu K. Dörners „Bürger und Irre". Das Buch stellt die Geschichte der Psychiatrie zwischen 1750 und 1850 durch die Aufdeckung ihres gesellschaftlichen Hintergrundes unter einen neuen Aspekt. Gegen den Konservativismus und Emotionalismus der Romantik gerichtete Sentiments lassen den Soziologen leider vernachlässigen, daß der von ihm gefeierte naturwissenschaftliche Materialismus mit der auf ihn gestützten strikt somatologischen Interpretation des „Irreseins" vom letzten Drittel des 19. Jahrhunderts ab als theoretischer Sperriegel die schon damals vorbereitete Entwicklung einer Sozialpsychiatrie bis nach dem 2. Weltkrieg blockiert hat. Die zeitgenössische deutschsprachige Literatur wird zugänglich durch die als Fortsetzung des „Handbuches der Geisteskrankheiten" gedachte und von H. W. Gruhle, R. Jung, W. Mayer-Gross u. M. Müller in den Jahren 1960—1967, ab 1972 in 2. Aufl. von K. P. Kisker, J.-E. Meyer, M. Müller, E. Strömgren herausgegebene „Psychiatrie der Gegenwart". Für das Studium der Gegenwartsliteratur sind wichtig das Ende 1972 im 205. Band erscheinende „Zentralblatt für die gesamte Neurologie und Psychiatrie", die im 40. Band erschienenen „Fortschritte der Neurologie, Psychiatrie und ihrer Grenzgebiete" und der im 43. Band erschienene „Nervenarzt". Neuere Lehrbücher der forensischen Psychiatrie stammen von A. Langelüddeke, H. Witter, J. Wyrsch. Die 1971 in 3. Auflage erschienene und mit zahlreichen Quellenangaben ausgestattete „Gerichtliche Psychiatrie" von Langelüddeke kann derzeit als das führende deutschsprachige Lehrbuch gelten. Das von A. Ponsold herausgegebene Lehrbuch der gerichtlichen Medizin enthält Beiträge zur forensischen Psychiatrie von H. Ehrhardt, J. Gerchow, W. Rasch. Aus der großen Zahl guter psychiatrischer Lehrbücher eine Auswahl zu treffen, wäre schwierig, würde nicht der jetzt in 2. Auflage vorliegende und der Psychiatrie K. Schneiders verpflichtete „Grundriß der Psychiatrie" von H. J. Weitbrecht durch sein hohes Niveau, den Reichtum an Informationen und die vorbildliche Darstellung dem mit den Problemen bereits Vertrauten die Entscheidung für *ein* Buch leicht machen. Der weniger Erfahrene kann seit 1971 auf das sehr klar geschriebene und im besten Sinne moderne Lehrbuch von W. Schulte und R. Tölle verwiesen werden, das speziell auf dem Gebiete der Schizophrenieforschung und der körperlich begründbaren Syndrome der schweizerischen Variante der deutschsprachigen Psychiatrie nahesteht. Ein von C. Haring u. K. H. Leickert verfaßtes „Wörterbuch der Psychiatrie und ihrer Grenzgebiete", dem ein ausführlicher Literaturnachweis beigegeben wurde, ist in der kurzen Zeit seit seinem Erscheinen im Jahre 1968 bereits unentbehrlich geworden. Mit rund 8 000 Stichworten, unter denen auch der historisch Interessierte noch manchen Fund machen kann, enthält das 1971 erschienene „Wörterbuch der Psychiatrie und medizinischen Psychologie" von U. H. Peters die bisher umfangreichste Materialsammlung. 1973 wird das von Chr. Müller herausgegebene „Lexikon der Psychiatrie" erscheinen.

Adams, A. E.: Informationstheorie und Psychopathologie des Gedächtnisses. Berlin-Heidelberg-New York: Springer 1971.
Angst, J.: Zur Ätiologie und Nosologie endogener depressiver Psychosen. Berlin-Heidelberg-New York: Springer 1966.
Arnold, O. H., Hofmann, G.: Ergebnisse einer biochemischen Untersuchungsmethode der Schizophrenie und ihres Erbhintergrundes. Wien. klin. Wschr. **75**, 593 (1963).
Autrum, H., Jung, R., Loewenstein, W. R., MacKay, D. M., Teuber, H. L. (Editorial Board): Handbook of Sensory Physiology. Berlin-Heidelberg-New York: Springer: 1971/72, Vol. 1—4 und 7. (Weitere Bände sind in Vorbereitung).
Baeyer, W. v.: Zur Genealogie psychopathischer Schwindler und Lügner. Leipzig: Thieme 1935.
Baeyer, W. v.: Zur Statistik und Form der abnormen Erlebnisreaktionen in der Gegenwart. Nervenarzt **19**, 402 (1948).
Baeyer, W. v.: Zur Psychopathologie der endogenen Psychosen. Nervenarzt **24**, 316 (1953).
Baeyer, W. v.: Der Begriff der Begegnung in der Psychiatrie. Nervenarzt **26**, 369 (1955).
Baeyer, W. v.: Die Freiheitsfrage in der forensischen Psychiatrie mit besonderer Berücksichtigung der Entschädigungsneurosen. Nervenarzt **28**, 337 (1957).
Baeyer, W. v.: Neurose, Psychotherapie und Gesetzgebung. In: Handb. d. Neurosenlehre u. Psychotherapie, Bd. I. München-Berlin: Urban & Schwarzenberg 1959.
Baeyer, W. v.: Situation, Jetztsein, Psychose. In: Conditio humana. Berlin-Heidelberg-New York: Springer 1966.
Baeyer, W. v., Häfner, H., Kisker, K. P.: Psychiatrie der Verfolgten. Berlin-Göttingen-Heidelberg: Springer 1964.
Bash, K. W.: Lehrbuch der allgemeinen Psychopathologie. Stuttgart: Thieme 1955.
Battegay, R.: Der Mensch in der Gruppe. Bern-Stuttgart: Huber 1969.
Beringer, K.: Der Meskalinrausch. Berlin: Springer 1927. Neudruck 1969.
Berner, P.: Das paranoische Syndrom. Berlin-Heidelberg-New York: Springer 1965.
Berner, P.: Paranoide Syndrome. In: Psychiatrie der Gegenwart, Bd. II/1. Berlin-Heidelberg-New York: Springer ²1972.
Berze, J.: Die primäre Insuffizienz der psychischen Aktivität. Leipzig-Wien: Deuticke 1914.
Bilz, R.: Die unbewältigte Vergangenheit des Menschengeschlechts. Frankfurt: Suhrkamp 1967.
Binswanger, L.: Über Ideenflucht. Zürich: Orell Füssli 1933.
Birnbaum, K.: Der Aufbau der Psychose. Berlin: Springer 1923.
Bister, W.: Symptomwandel bei Schizophrenen in psychotherapeutischer Sicht. Stuttgart: Enke 1965.
Blankenburg, W.: Der Verlust der natürlichen Selbstverständlichkeit. Stuttgart: Enke 1971.
Bleuler, E.: Dementia praecox oder Gruppe der Schizophrenien. In: Handb. d. Psychiatrie, Spez. Teil, 4. Abt., 1. Hälfte. Leipzig-Wien: Deuticke 1911.
Bleuler, E.: Affektivität, Suggestibilität, Paranoia. Halle: Marhold ²1926.
Bleuler, M.: Forschungen und Begriffswandlungen in der Schizophrenielehre 1941—1950. Fortschr. Neurol. Psychiat. **19**, 385 (1951).
Bleuler, M.: Gedanken zur heutigen Schizophrenielehre — am Beispiel der Konstitutionspathologie erläutert. Wien. Z. Nervenheilk. **7**, 255 (1953).
Bleuler, M.: Endokrinologische Psychiatrie. Stuttgart: Thieme 1954.
Bleuler, M.: Die schizophrenen Geistesstörungen. Stuttgart: Thieme 1972.
Bleuler, M., Angst, J. (Hrsg.): Die Entstehung der Schizophrenie. Bern-Stuttgart-Wien: Huber 1971.
Blöschl, L.: Grundlagen und Methoden der Verhaltenstherapie. Bern-Stuttgart-Wien: Huber 1969.
Bochnik, H. J., Legewie, H.: Tat, Täter, Zurechnungsfähigkeit. Stuttgart: Enke 1965.
Bodamer, J.: Zur Phänomenologie des geschichtlichen Geistes in der Psychiatrie. Nervenarzt **19**, 299 (1948).
Bodamer, J.: Zur Entstehung der Psychiatrie als Wissenschaft im 19. Jahrhundert. Fortschr. Neurol. Psychiat. **21**, 511 (1953).
Boeters, U.: Die oneiroiden Emotionspsychosen. Basel-München-Paris: Karger 1971.
Bonhoeffer, K.: Die symptomatischen Psychosen im Gefolge von akuten Infektionen und inneren Erkrankungen. Leipzig-Wien: Deuticke 1910.
De Boor, W.: Psychiatrische Systematik. Berlin-Göttingen-Heidelberg: Springer 1954.

De Boor, W.: Über motivisch unklare Delikte. Berlin-Göttingen-Heidelberg: Springer 1959.
De Boor, W.: Bewußtsein und Bewußtseinsstörung. Berlin-Heidelberg-New York: Springer 1966.
Boss, M.: Sinn und Gehalt der sexuellen Perversionen. Bern: Huber 1947.
Bräutigam, W.: Formen der Homosexualität. Stuttgart: Enke 1967.
Bräutigam, W.: Die sexuellen Verirrungen. In: Psychiatrie der Gegenwart, Bd. II/1. Berlin-Heidelberg-New York: Springer ²1972.
Bräutigam, W., Müller, Chr.: Zur Kritik der Schizophreniediagnose bei psychotherapeutisch behandelten Kranken. Nervenarzt **33**, 342 (1962).
Bresser, P. H.: Die Hirnkammerluftfüllung im Rahmen der forensisch-psychiatrischen Begutachtung. Med. Sachverständige **57**, 5 (1961).
Bühler, K.: Die Krise der Psychologie. Stuttgart: Fischer ³1965.
Bürger-Prinz, H., Giese, H. (Hrsg.): Die Zurechnungsfähigkeit bei Sittlichkeitsstraftätern. Stuttgart: Enke 1963.
Bürger-Prinz, H., Lewrenz, H.: Die Alterskriminalität. Stuttgart: Enke 1961.
Büssow, H.: Zur Frage der Perniciosapsychosen. Z. ges. Neurol. Psychiat. **165**, 314 (1939).
Burchard, J. M.: Untersuchungen zur Struktur symptomatischer Psychosen. Stuttgart: Enke 1965.
Chiarugi, V.: Abhandlung über den Wahnsinn überhaupt und insbesondere. Leipzig: G. D. Meyer 1795.
Conrad, K.: Der Erbkreis der Epilepsie. In: Handb. d. Erbbiologie des Menschen, Bd. V, 2. Berlin: Springer 1939.
Conrad, K.: Über den Begriff der Vorgestalt und seine Bedeutung für die Hirnpathologie. Nervenarzt **18**, 289 (1947).
Conrad, K.: Die Gestaltanalyse in der Psychiatrie. Studium generale **5**, 503 (1952).
Conrad, K.: Die beginnende Schizophrenie. Stuttgart: Thieme 1958.
Conrad, K.: Die symptomatischen Psychosen. In: Psychiatrie der Gegenwart, Bd. II. Berlin-Göttingen-Heidelberg: Springer 1960.
Conrad, K.: Der Konstitutionstypus. Berlin-Göttingen-Heidelberg: Springer 1963.
Conrad, K.: Konstitution. In: Psychiatrie der Gegenwart, Bd. I/1 A. Berlin-Heidelberg-New York: Springer 1967.
Cranach, M. von, Finzen, A.: Sozialpsychiatrische Texte. Psychische Krankheit als sozialer Prozeß. Psychiatrische Epidemiologie. Berlin-Heidelberg-New York: Springer 1972.
Degkwitz, R.: Leitfaden der Psychopharmakologie. Stuttgart: Wissenschaftliche Verlagsgesellschaft 1967.
Diebold, K.: Zum Problem der Zusammenhänge von Anlage und Umwelt in der Psychiatrie. Nervenarzt **40**, 401 (1969).
Dietrich, H.: Manie — Monomanie — Soziopathie und Verbrechen. Stuttgart: Enke 1968.
Dilger, K.: Das Wesen der Sozialtherapie und ihre Bedeutung für die Strafrechtsreform. Mschr. Krim. Strafrechtsref. **52**, 255 (1969).
Dilthey, W.: Ideen über eine beschreibende und zergliedernde Psychologie. Sitzungsber. Preuss. Akad. d. Wiss., Philos.-hist. Kl. Berlin 1894.
Dörner, K.: Bürger und Irre. Frankfurt/Main: Europäische Verlagsanstalt 1969.
Dörner, K., Plog, U. (Hrsg.): Sozialpsychiatrie. Neuwied-Berlin: Luchterhand 1972.
Ebermann, H., Möllhoff, G.: Psychiatrische Beobachtungen an heimatvertriebenen Donaudeutschen. Nervenarzt **28**, 399 (1957).
Eggers, Chr.: Verlaufsweisen kindlicher und präpuberaler Schizophrenien. Berlin-Heidelberg-New York: Springer 1973.
Ehrenfels, Chr. v.: Über „Gestaltqualitäten". Vierteljahresschr. f. wiss. Philosophie. **14**, 3 (1890).
Ehrhardt, H.: Euthanasie und Vernichtung „lebensunwerten" Lebens. Stuttgart: Enke 1965.
Ehrhardt, H.: Zum Stand der Diskussion über die Beurteilung der strafrechtlichen Verantwortlichkeit. In: Vitalität. Stuttgart: Enke 1968.
Ehrhardt, H.: Zur Reform von Maßregelrecht und Maßregelvollzug. Fortschr. Neurol. Psychiat. **37**, 660 (1969).
Ehrhardt, H., Villinger, W.: Forensische und administrative Psychiatrie. In: Psychiatrie der Gegenwart, Bd. III. Berlin-Göttingen-Heidelberg: Springer 1961.

Eibl-Eibesfeldt, J.: Grundriß der vergleichenden Verhaltensforschung. München: Piper ²1969.
Eisenberg, U.: Zum Behandlungskonzept der Sozialtherapeutischen Anstalten. Neue jur. Wschr. (1969).
Emminghaus, H.: Allgemeine Psychopathologie zur Einführung in das Studium der Geistesstörungen. Leipzig: Vogel 1878.
Ernst, K.: Über Gewalttätigkeitsverbrecher und ihre Nachkommen. Berlin: Springer 1938.
Ernst, K.: Die Prognose der Neurosen. Berlin-Göttingen-Heidelberg: Springer 1959.
Ernst, K., Kind, H., Rotach-Fuchs, M.: Ergebnisse der Verlaufsforschung bei Neurosen. Berlin-Heidelberg-New York: Springer 1968.
Esquirol, J. E. D.: Allgemeine und spezielle Pathologie und Therapie der Seelenstörungen. Bearb. v. K. Hille. Leipzig: Hartmann 1827.
Ey, H.: Einheit und Mannigfaltigkeit der Schizophrenie. Nervenarzt 29, 433 (1958).
Ey, H.: Esquisse d'une conception organo-dynamique de la structure, de la nosographie et de l'étiopathogénie des maladies mentales. In: Psychiatrie der Gegenwart, Bd. I/2. Berlin-Göttingen-Heidelberg: Springer 1963.
Fischer-Homberger, E.: Hypochondrie. Bern-Stuttgart-Wien: Huber 1970.
Fossel, V.: Studien zur Geschichte der Medizin: Enke 1909.
Frankl, V. E.: Theorie und Therapie der Neurosen. Wien-Innsbruck: Urban & Schwarzenberg 1956.
Freud, S.: Ges. Werke. London: Imago 1941 ff.
Friedreich, J. B.: Systematische Literatur der ärztlichen und gerichtlichen Psychologie. Berlin: Enslin 1833.
Friedreich, J. B.: Systematisches Handbuch der gerichtlichen Psychologie. Leipzig: Wigand 1835.
Friedreich, J. B.: System der gerichtlichen Psychologie. Regensburg: Manz 1852.
Gastager, H.: Die Rehabilitation des Schizophrenen. Bern-Stuttgart: Huber 1965.
Gaupp, R.: Der Fall Wagner. Z. ges. Neurol. Psychiat. 60, 312 (1920).
Gebsattel, V. E. v.: Prolegomena einer medizinischen Anthropologie. Berlin-Göttingen-Heidelberg: Springer 1954.
Gerchow, J.: Medizinisch-forensische Probleme bei der Beurteilung der Fahrtüchtigkeit unter Berücksichtigung dispositioneller Einflüsse (Alkohol, Medikamente, Ermüdung). Nervenarzt 38, 192 (1967).
Giese, H. (Hrsg.): Psychopathologie der Sexualität. Stuttgart: Enke 1959—1962.
Giese, H. (Hrsg.): Die Sexualität des Menschen. Stuttgart: Enke 1968/72.
Glueck, S., Glueck, E.: Unraveling juvenile delinquency. Cambridge, Mass.: Harvard University Press 1957.
Göppinger, H.: Die Aufklärung und Einwilligung bei der ärztlichen, besonders bei der psychiatrischen Behandlung. Fortschr. Neurol. Psychiat. 24, 54 (1956).
Göppinger, H., Witter, H. (Hrsg.): Handbuch der forensischen Psychiatrie. Berlin-Heidelberg-New York: Springer 1972.
Griesinger, W.: Die Pathologie und Therapie der psychischen Krankheiten. Stuttgart: Krabbe 1845; Braunschweig: Wreden ³1871.
Griesinger, W.: Ges. Abhandlungen, Bd. I. Berlin: Hirschwald 1872.
Grohmann, J. C. A.: Psychologie der Verbrecher aus Geisteskrankheiten oder Desorganisationen. Z. psych. Aerzte 1, 174 (1818).
Grohmann, J. C. A.: Ueber krankhafte Affektionen des Willens. Z. psych. Aerzte 1, 471 (1818).
Grohmann, J. C. A.: Innere krankhafte Affektionen des Willens, welche die Unfreiheit verbrecherischer Handlungen bestimmen. Z. psych. Aerzte 2, 157 (1819).
Gruhle, H. W.: Die Psychologie des Abnormen. In: Handbuch der vergleichenden Psychologie, Bd. III. München: Reinhardt 1922.
Gruhle, H. W.: Epileptische Reaktionen und epileptische Krankheiten. In: Handbuch der Geisteskrankheiten, Bd. VIII. Berlin: Springer 1930.
Gruhle, H. W.: Geschichtliches. Die Psychopathologie. In: Die Schizophrenie. Handbuch der Geisteskrankheiten, Bd. IX. Berlin: Springer 1932.
Gruhle, H. W.: Über den Wahn. Nervenarzt 22, 125 (1951).
Haase, H.-J.: Amnestische Psychosyndrome im mittleren und höheren Lebensalter. Berlin-Göttingen-Heidelberg: Springer 1959.

Haase, H.-J.: Soziopsychiatrische Untersuchungen an alleinstehenden Frauen. Fortschr. Neurol. Psychiat. **32**, 279 (1964).
Haddenbrock, S.: Zur Frage eines theoretischen oder pragmatischen Krankheitsbegriffs bei Beurteilung der Zurechnungsfähigkeit. Mschr. Krim. Strafrechtsref. **38**, 183 (1955).
Haddenbrock, S.: Die Unbestimmtheitsrelation von Freiheit und Unfreiheit als methodologischer Grenzbegriff der forensischen Psychiatrie. Nervenarzt **32**, 145 (1961).
Haddenbrock, S.: Personale oder soziale Schuldfähigkeit (Verantwortungsfähigkeit) als Grundbegriff der Zurechnungsnorm? Mschr. Krim. Strafrechtsref. **51**, 145 (1968).
Häfner, H.: Zur Psychopathologie der halluzinatorischen Schizophrenie. Arch. Psychiat. Nervenkr. **192**, 241 (1954).
Häfner, H.: Psychopathen. Berlin-Göttingen-Heidelberg: Springer 1961.
Häfner, H.: Prozeß und Entwicklung als Grundbegriffe der Psychopathologie. Fortschr. Neurol. Psychiat. **31**, 393 (1963).
Häfner, H.: Ein sozialpsychologisch-psychodynamisches Modell als Grundlage für die Behandlung symptomarmer Prozeßschizophrenien. Soc. Psychiat. **1**, 33, 88 (1966).
Harbauer, H., Lempp, R., Nissen, G., Strunk, P.: Lehrbuch der speziellen Kinder- und Jugendpsychiatrie. Berlin-Heidelberg-New York: Springer 1971.
Haring, C., Leickert, K. H.: Wörterbuch der Psychiatrie und ihrer Grenzgebiete. Stuttgart-New-York: Schattauer 1968.
Hartmann, K.: Theoretische und empirische Beiträge zur Verwahrlosungsforschung. Berlin-Heidelberg-New York: Springer 1970.
Hassler, R.: Funktionelle Neuroanatomie und Psychiatrie. In: Psychiatrie der Gegenwart, Bd. I, 1 A. Berlin-Heidelberg-New York: Springer 1967.
Heberer, G.: Chromosomen des Menschen. In: Humangenetik, Bd. I/1. Stuttgart: Thieme 1968.
Hehlmann, W.: Geschichte der Psychologie. Stuttgart: Kröner 1963.
Heimann, H.: Psychochirurgie. In: Psychiatrie der Gegenwart, Bd. I/2. Berlin-Göttingen-Heidelberg: Springer 1963.
Heinrich, K.: Zur Bedeutung der Stammesgeschichte des menschlichen Erlebens und Verhaltens für Neurologie und Psychopathologie. Homo **16**, 65 (1965).
Heinroth, J. C. A.: System der psychisch-gerichtlichen Medizin. Leipzig: Hartmann 1825.
Heinroth, J. C. A.: Grundzüge der Criminal-Psychologie; oder: Die Theorie des Bösen in ihrer Anwendung auf die Criminal-Rechtspflege. Berlin: Dümmler 1833.
Heiss, R. (Hrsg.): Psychologische Diagnostik. Handbuch der Psychologie, Bd. VI. Göttingen: Hogrefe 1964.
Helmchen, H.: Bedingungskonstellationen paranoid-halluzinatorischer Syndrome. Berlin-Heidelberg-New York: Springer 1968.
Hippius, H., Selbach, H. (Hrsg.): Das depressive Syndrom. München-Berlin-Wien: Urban & Schwarzenberg 1969.
Hoche, A.: Die Bedeutung der Symptomenkomplexe in der Psychiatrie. Z. ges. Neurol. Psychiat. **12**, 540 (1912).
Hoche, A. (Hrsg.): Handbuch der gerichtlichen Psychiatrie. Berlin: Hirschwald 1901; Springer ³1934.
Homburger, A.: Vorlesungen über Psychopathologie des Kindesalters. Berlin: Springer 1926.
Huber, G.: Pneumencephalographische und psychopathologische Bilder bei endogenen Psychosen. Berlin-Göttingen-Heidelberg: Springer 1957.
Huber, G.: Chronische Schizophrenie. Heidelberg: Hüthig 1961.
Janowsky, V.: Die geschichtliche Entwicklung der gerichtlichen Medizin. In: Handbuch der gerichtlichen Medizin, Bd. I. Tübingen: Lauppsche Buchhandlung 1881.
Janz, D.: Die Epilepsien. Stuttgart: Thieme 1968.
Janzarik, W.: Dynamische Grundkonstellationen in endogenen Psychosen. Berlin-Göttingen-Heidelberg: Springer 1959.
Janzarik, W.: Die strafrechtliche Begutachtung Schizophrener auf dem Boden des psychopathologischen Schizophreniebegriffes. Nervenarzt **32**, 186 (1961).
Janzarik, W.: Der Wahn in strukturdynamischer Sicht. Studium generale **20**, 628 (1967).
Janzarik, W.: Schizophrene Verläufe. Berlin-Heidelberg-New York: Springer 1968.
Janzarik, W.: Nosographie und Einheitspsychose. In: Schizophrenie und Zyklothymie. Stuttgart: Thieme 1969.

Jaspers, K.: Allgemeine Psychopathologie. Berlin: Springer 1913; Berlin-Heidelberg-New York: Springer 1965.
Jaspers, K.: Strindberg und van Gogh. Bern: Bircher 1922.
Jaspers, K.: Gesammelte Schriften zur Psychopathologie. Berlin-Göttingen-Heidelberg: Springer 1963.
Jones, E.: Das Leben und Werk von Sigmund Freud, Bd. I. Bern-Stuttgart: Huber 1960.
Jung, C.G.: Über die Psychologie der Dementia praecox. Halle: Marhold 1907.
Jung, R.: Neurophysiologie und Psychiatrie. In: Psychiatrie der Gegenwart, Bd. I/1 A. Berlin-Heidelberg-New York: Springer 1967.
Kahlbaum, K.: Die klinisch-diagnostischen Gesichtspunkte der Psychopathologie. Leipzig: Breitkopf & Härtel 1878.
Kallwass, W.: Der Psychopath. Berlin-Heidelberg-New York: Springer 1969.
Keller, W.: Psychologie und Philosophie des Wollens. München-Basel: Reinhardt 1954.
Kielholz, P.: Diagnose und Therapie der Depressionen für den Praktiker. München: Lehmann 1965.
Kinsey, A. C., u. a.: Das sexuelle Verhalten der Frau. Berlin-Frankfurt: Fischer 1954.
Kinsey, A. C., u. a.: Das sexuelle Verhalten des Mannes. Berlin-Frankfurt: Fischer 1955.
Kirchhoff, Th.: Geschichte der Psychiatrie. In: Handbuch der Psychiatrie. Allg. Teil, 4. Abt. Leipzig-Wien: Deuticke 1912.
Kisker, K. P.: Der Erlebniswandel des Schizophrenen. Berlin-Göttingen-Heidelberg: Springer 1960 a.
Kisker, K. P.: Psychotherapie als Instrument der psychopathologischen Schizophrenie-Forschung. Confin. psychiat. 3, 1 (1960 b).
Kisker, K. P.: Schizophrenie und Familie. Nervenarzt 33, 13 (1962).
Kleist, K.: Gehirnpathologie vornehmlich auf Grund der Kriegserfahrungen. Leipzig: Barth 1934.
Kleist, K.: Fortschritte der Psychiatrie. Frankfurt: Kramer 1947.
Kluge, E.: Das Problem der chronischen Schädigung durch Extrembelastungen in der heutigen Psychiatrie. Fortschr. Neurol. Psychiat. 40, 1 (1972).
Koch, G.: Epilepsien. In: Humangenetik, Bd. V/2. Stuttgart: Thieme 1967.
Koch, J. L. A.: Die psychopathischen Minderwertigkeiten. Ravensburg: Maier 1891—1893.
Kolle, K.: Die primäre Verrücktheit. Leipzig: Thieme 1931.
Kolle, K.: Genealogie der Nervenärzte des deutschen Sprachgebietes. Fortschr. Neurol. Psychiat. 32, 512 (1964).
Kolle, K. (Hrsg.): Große Nervenärzte, Bd. I—III. Stuttgart: Thieme 1956—1962.
Kornhuber, H. H.: Psychologie und Psychiatrie der Kriegsgefangenschaft. In: Psychiatrie der Gegenwart, Bd. III. Berlin-Göttingen-Heidelberg: Springer 1961.
Kraepelin, E.: Psychiatrie. Leipzig: Barth [6]1899, [8]1909—1915.
Kraepelin, E.: Die Erscheinungsformen des Irreseins. Z. ges. Neurol. Psychiat. 62, 1 (1920).
Krafft-Ebing, R. v.: Lehrbuch der gerichtlichen Psychopathologie. Stuttgart: Enke [3]1892.
Krafft-Ebing, R. v.: Lehrbuch der Psychiatrie. Stuttgart: Enke [6]1893.
Kranz, H.: Lebensschicksale krimineller Zwillinge. Berlin: Springer 1936.
Kranz, H.: Zeitbedingte abnorme Erlebnisreaktionen. Allg. Z. Psychiat. 124, 336 (1949).
Kranz, H.: Abgrenzung (der Neurose) gegenüber Psychopathie und Psychose. Handbuch der Neurosenlehre und Psychotherapie, Bd. I. München-Berlin: Urban & Schwarzenberg 1959.
Kranz, H.: Depressionen. München: Werkverlag 1970.
Kranz, H., Heinrich, K. (Hrsg.): Schizophrenie und Umwelt. Stuttgart: Thieme 1971.
Kretschmer, E.: Über psychogene Wahnbildung bei traumatischer Hirnschwäche. Z. ges. Neurol. Psychiat. 45, 272 (1919).
Kretschmer, E.: Psychotherapie der Schizophrenie und ihrer Grenzzustände. Z. ges. Neurol. Psychiat. 121, 211 (1929).
Kretschmer, E.: Das apallische Syndrom. Z. ges. Neurol. Psychiat. 169, 576 (1940).
Kretschmer, E.: Psychotherapeutische Studien. Stuttgart: Thieme 1949.
Kretschmer, E.: Medizinische Psychologie. Stuttgart: Thieme [12]1963.
Kretschmer, E.: Der sensitive Beziehungswahn. Berlin-Heidelberg-New York: Springer [4]1966.
Kretschmer, E.: Körperbau und Charakter. Berlin-Heidelberg-New York: Springer [25]1967.

Krueger, F.: Zur Philosophie und Psychologie der Ganzheit. Berlin-Göttingen-Heidelberg: Springer 1953.
Kuhn, R.: Griesingers Auffassung der psychischen Krankheiten und seine Bedeutung für die weitere Entwicklung der Psychiatrie. In: Beiträge zur Geschichte der Psychiatrie und Hirnanatomie. Basel-New York: Karger 1957.
Kuhn, R.: Daseinsanalyse und Psychiatrie. In: Psychiatrie der Gegenwart, Bd. I/2. Berlin-Göttingen-Heidelberg: Springer 1963.
Kulenkampff, C.: Über den Vergiftungswahn. Nervenarzt **26**, 1 (1955).
Kulenkampff, C.: Gedanken zur Bedeutung soziologischer Faktoren in der Genese endogener Psychosen. Nervenarzt **33**, 6 (1962).
Kunz, H.: Die anthropologische Betrachtungsweise in der Psychopathologie. Z. ges. Neurol. Psychiat. **172**, 145 (1941).
Labhardt, F.: Die schizophrenieähnlichen Emotionspsychosen. Berlin-Göttingen-Heidelberg: Springer 1963.
Lange, E.: Der mißglückte Suicid. Jena: Fischer 1964.
Lange, J.: Die endogenen und reaktiven Gemütserkrankungen und die manisch-depressive Konstitution. In: Handbuch der Geisteskrankheiten, Bd. VI. Berlin: Springer 1928.
Lange, J.: Verbrechen als Schicksal. Leipzig: Thieme 1929.
Lange, J.: Das zirkuläre Irresein. In: Handbuch der Erbbiologie des Menschen, Bd. V/2. Berlin: Springer 1939.
Lange-Eichbaum, W.: Genie, Irrsinn und Ruhm, Neu bearb. v. W. Kurth. München-Basel: Reinhardt [4]1956.
Langelüddeke, A.: Gerichtliche Psychiatrie. Berlin: De Gruyter 1971.
Langelüddeke, A.: Die Entmannung von Sittlichkeitsverbrechern. Berlin: De Gruyter 1963.
Langer, D.: Informationstheorie und Psychologie. Göttingen: Hogrefe 1962.
Langfeldt, G.: The schizophreniform states. Copenhagen: Munksgaard 1939.
Laschet, U.: Ergebnisse neuer medikamentöser Behandlungsmethoden bei Sexualdelinquenten. In: Kriminalbiologische Gegenwartsfragen H. 9. Stuttgart: Enke 1970.
Lauter, H., Meyer, J.-E. (Hrsg.): Der psychisch Kranke und die Gesellschaft. Stuttgart: Thieme 1971.
Leibbrand, W., Wettley, A.: Der Wahnsinn. Geschichte der abendländischen Psychopathologie. Freiburg-München: Alber 1961.
Lempp, R.: Frühkindliche Hirnschädigung und Neurose. Bern-Stuttgart: Huber 1964.
Lenz, W.: Daten zur Geschichte der Humangenetik und ihrer Grundlagen. In: Humangenetik, Bd. I/1. Stuttgart: Thieme 1968.
Leonhard, K.: Aufteilung der endogenen Psychosen. Berlin: Akademie-Verlag 1957.
Leonhard, K.: Die atypischen Psychosen und Kleists Lehre von den endogenen Psychosen. In: Psychiatrie der Gegenwart, Bd. II. Berlin-Göttingen-Heidelberg: Springer 1960.
Leonhard, K.: Instinkte und Urinstinkte in der menschlichen Sexualität. Stuttgart: Enke 1964.
Leonhard, K.: Akzentuierte Persönlichkeiten. Berlin: Volk u. Gesundheit 1968.
Leuner, H.: Die experimentelle Psychose. Berlin-Göttingen-Heidelberg: Springer 1962.
Lewin, K.: Untersuchungen zur Handlungs- und Affektpsychologie. Psychol. Forsch. **7**, 294, 330 (1926).
Llopis, B.: La psicosis pelagrosa. Barcelona-Madrid-Valencia: Editorial científico médica 1946.
López Ibor, J. J.: Psychosomatische Forschung. In: Psychiatrie der Gegenwart, Bd. I/2. Berlin-Göttingen-Heidelberg: Springer 1963.
Lorenz, K.: Das sogenannte Böse. Wien: Borotha-Schoeler 1963.
Lorenz, K.: Über tierisches und menschliches Verhalten. München: Piper 1965.
Lubbers, F.: Die Geschichte der Zurechnungsfähigkeit von Carpzow bis zur Gegenwart. Breslau: Kurtze 1938.
Luxenburger, H.: Die Schizophrenie und ihr Erbkreis. In: Handbuch der Erbbiologie des Menschen, Bd. V/2, Berlin: Springer 1939.
Masters, W. H., Johnson, V. E.: Die sexuelle Reaktion. Frankfurt: Akad. Verlagsanstalt. 1967.
Matussek, P.: Untersuchungen über die Wahnwahrnehmung. 1. Mitt. Arch. Psychiat. Nervenkr. **189**, 279 (1952); 2. Mitt. Schweiz. Arch. Neurol. Psychiat. **71**, 189 (1953).

Matussek, P.: Zur Frage des Anlasses bei schizophrenen Psychosen. Arch. Psychiat. Nervenkr. **197**, 91 (1958).
Matussek, P. u. a.: Die Konzentrationslagerhaft und ihre Folgen. Berlin-Heidelberg-New York: Springer 1971.
Mauz, F.: Die Veranlagung zu Krampfanfällen. Leipzig: Thieme 1937.
Mayer-Gross, W.: Die Klinik. In: Die Schizophrenie. Handbuch der Geisteskrankheiten, Bd. IX. Berlin: Springer 1932.
Mechler, A.: Degeneration und Endogenität. Nervenarzt **34**, 219 (1963 a).
Mechler, A.: Das Wort „Psychiatrie". Historische Anmerkungen. Nervenarzt **34**, 405 (1963 b).
Mechler, A.: Über den Begriff der Psychose. Jb. Psychol. Psychother. **12**, 67 (1965). 67 (1965).
Mende, W.: Zur Kriminologie depressiver Verstimmungen. Nervenarzt **38**, 546 (1967).
Menninger, K.: Das Leben als Balance. München: Piper & Co. 1968.
Merguet, H.: Psychiatrische Anstaltsorganisation. In: Psychiatrie der Gegenwart, Bd. III. Berlin-Göttingen-Heidelberg: Springer 1961.
Meyer, J. E.: Diagnostische Einteilungen und Diagnosenschemata in der Psychiatrie. In: Psychiatrie der Gegenwart, Bd. III. Berlin-Göttingen-Heidelberg: Springer 1961.
Mezger, E.: Besprechung von: Handbuch der gerichtlichen Psychiatrie. Berlin: Springer [3] 1934. Nervenarzt **8**, 253 (1935).
Mittermaier, C. J.: Disquisitio de alienationibus mentis quatenus ad jus criminale spectant. Heidelbergae: Gutmann 1825.
Moser, T.: Repressive Kriminalpsychiatrie. Frankfurt: Suhrkamp 1971.
Müller, Chr.: Alterspsychiatrie. Stuttgart: Thieme 1967.
Müller, Chr. (Hrsg.): Lexikon der Psychiatrie. Berlin-Heidelberg-New York: Springer 1973.
Müller, M. Die Insulinbehandlung. In: Psychiatrie der Gegenwart, Bd. I/2. Berlin-Göttingen-Heidelberg: Springer 1963.
Müller-Suur, H.: Das psychisch Abnorme. Berlin-Göttingen-Heidelberg: Springer 1950.
Müller-Suur, H.: Zur Frage der strafrechtlichen Beurteilung von Neurosen. Arch. Psychiat. Nervenkr. **194**, 368 (1956).
Neumann, H.: Lehrbuch der Psychiatrie. Erlangen: Enke 1859.
Nissen, G.: Depressive Syndrome im Kindes- und Jugendalter. Beitrag zur Symptomatologie, Genese und Prognose. Berlin-Heidelberg-New York: Springer 1971.
Panse, F.: Erbpathologie der Psychopathien. In: Handbuch der Erbbiologie des Menschen, Bd. V/2. Berlin: Springer 1939.
Paul, H., Herberg, H.-J. (Hrsg.): Psychische Spätschäden nach politischer Verfolgung. Basel-New York: Karger [2] 1969.
Pauleikhoff, B.: Atypische Psychosen. Basel-New York: Karger 1957.
Perris, C.: A study of bipolar (Manic-depressive) and unipolar recurrent depressive Psychoses. Copenhagen: Munksgaard 1966.
Peters, G.: Neuropathologie und Psychiatrie. In: Psychiatrie der Gegenwart, Bd. I/1 A. Berlin-Heidelberg-New York: Springer 1967.
Peters, U. H.: Strukturale Nosogenese. Schweiz. Arch. Neurol. Psychiat. **105**, 369 (1969).
Peters, U. H.: Wörterbuch der Psychiatrie und medizinischen Psychologie. München-Berlin-Wien: Urban & Schwarzenberg 1971.
Petrilowitsch, N.: Beiträge zu einer Strukturpsychopathologie. Basel-New York: Karger 1958.
Petrilowitsch, N.: Abnorme Persönlichkeiten. Basel-New York: Karger [3] 1966.
Petrilowitsch, N. (Hrsg.): Beiträge zur vergleichenden Psychiatrie. Basel-New York: Karger 1967.
Pfeiffer, W. M.: Transkulturelle Psychiatrie, Stuttgart: Thieme 1971.
Pinel, Ph.: Philosophisch-medicinische Abhandlung über Geistesverwirrungen oder Manie. Übers. v. M.Wagner. Wien: Schaumburg 1801.
Platner, J. Z.: Programma quo ostenditur, medicos de insanis et furiosis audiendos esse. In: Schlegel, J. C. T.: Collectio opusculorum ad medicinam forensem spectantium. Lipsiae: Schneider 1787.
Ploog, D.: Verhaltensforschung und Psychiatrie. In: Psychiatrie der Gegenwart, Bd. I/1 B. Berlin-Göttingen-Heidelberg: Springer 1964.

Ploog, D.: Psychobiologie des Partnerschaftsverhaltens. Nervenarzt **40**, 245 (1969).
Ponsold, A. (Hrsg.): Lehrbuch der gerichtlichen Medizin. Stuttgart: Thieme ³1967.
Prinzhorn, H.: Bildnerei der Geisteskranken. Berlin: Springer 1922.
Rasch, W., Petersen, U.: Kriminalität innerhalb endogen-phasischer Depressionen. Mschr. Krim. Strafrechtsref. **48**, 187 (1965).
Rauch, H.-J.: Über die Zurechnungsfähigkeit der weitgehend geheilten Psychosen. Nervenarzt **23**, 249 (1952).
Reichardt, M.: Hirnstamm und Seelisches. Fortschr. Neurol. Psychiat. **16**, 81 (1944).
Richter, H.-E., Beckmann, D.: Herzneurose. Stuttgart: Thieme 1969.
Rümke, H. C: Die klinische Differenzierung innerhalb der Gruppe der Schizophrenien. Nervenarzt **29**, 49 (1958).
Rylander, G.: Forensic Psychiatry in Relation to Legislation in different Countries. In: Psychiatrie der Gegenwart, Bd. III. Berlin-Göttingen-Heidelberg: Springer 1961.
Scharfetter, Ch.: Symbiontische Psychosen. Bern-Stuttgart-Wien: Huber 1970.
Scheid, W.: Die Lehre von den „exogenen Reaktionstypen" vor einem halben Jahrhundert und heute. In: Psychopathologie heute. Stuttgart: Thieme 1962.
Schindler, R.: Das psychodynamische Problem beim sogenannten schizophrenen Defekt. In: 2. Internationales Symposium über die Psychotherapie der Schizophrenie. Basel-New York: Karger 1960.
Schipkowensky, N.: Mitgehen und Mitnehmen in den Tod. Psychiat. Neurol. med. Psychol. (Lpzg.) **15**, 226 (1963).
Schmidt, G.: Selektion in der Heilanstalt 1939—1945. Stuttgart: Evang. Verlagswerk 1965.
Schmitt, W.: Psychiatrische Pharmakotherapie. Heidelberg: Hüthig 1965.
Schneider, C.: Die Psychologie der Schizophrenen. Leipzig: Thieme 1930.
Schneider, K.: Die Schichtung des emotionalen Lebens und der Aufbau der Depressionszustände. Z. ges. Neurol. Psychiat. **59**, 281 (1920).
Schneider, K.: Über die Notwendigkeit einer dreifachen Fragestellung bei der systematischen Erfassung von Psychosen. Z. ges. Neurol. Psychiat. **91**, 200 (1924).
Schneider, K.: Die psychopathischen Persönlichkeiten. Wien: Deuticke ⁹1950.
Schneider, K.: Die Beurteilung der Zurechnungsfähigkeit. Stuttgart: Thieme ³1956.
Schneider, K.: Klinische Psychopathologie. Stuttgart: Thieme ⁸1967.
Schomerus, H. G.: Gesundheit und Krankheit der Person in der medizinischen Anthropologie Johann Christian August Heinroths. Jb. Psychol. Psychother. **14**, 309 (1966).
Schrappe, O.: Bemerkungen zum unvollendet gebliebenen erweiterten Suicid im Verlaufe von Verstimmungspsychosen. Mschr. Kriminol. Strafrechtsref. **53**, 193 (1970).
Schrenk, M.: Griesingers neuropsychiatrische Thesen und ihre sozialpsychiatrischen Konsequenzen. Nervenarzt **39**, 441 (1968).
Schröder, P.: Über Degenerationspsychosen. Z. ges. Neurol. Psychiat. **105**, 539 (1926).
Schüle, H.: Handbuch der Geisteskrankheiten. Leipzig: Vogel 1878.
Schulte, W.: Depressive Verstimmungen mit Erschütterung des Selbstwerterlebens an der Schwelle ethischer Entgleisungen und krimineller Handlungen. Z. Psychother. **4**, 122 (1954).
Schulte, W.: Greise als Täter unzüchtiger Handlungen an Kindern. Mschr. Krim. Strafrechtsref. **42**, 138 (1959).
Schulte, W., Tölle, R.: Psychiatrie. Berlin-Heidelberg-New York: Springer 1971.
Schulte, W., Tölle, R. (Hrsg.): Wahn. Stuttgart: Thieme 1972.
Schultz-Hencke, H.: Das Problem der Schizophrenie. Stuttgart: Thieme 1952.
Selbach, H.: Das Kippschwingungsprinzip in der Analyse der vegetativen Selbststeuerung. Fortschr. Neurol. Psychiat. **17**, 129, 151 (1949).
Solms, H.: Die Krampfbehandlung. In: Psychiatrie der Gegenwart, Bd. I/2. Berlin-Göttingen-Heidelberg: Springer 1963.
Specht, G.: Zur Frage der exogenen Schädigungstypen. Z. ges. Neurol. Psychiat. **19**, 104 (1913).
Storch, A.: Wege zur Welt und Existenz des Geisteskranken. Stuttgart: Hippokrates 1965.
Straus, E.: Vom Sinn der Sinne. Berlin-Göttingen-Heidelberg: Springer ²1956.
Straus, E.: Psychologie der menschlichen Welt. Berlin-Göttingen-Heidelberg: Springer 1960.
Strömgren, E.: Neurosen und Psychopathien. In: Humangenetik, Bd. V/2. Stuttgart: Thieme 1967.

Strömgren, E.: Psychiatrische Genetik. In: Psychiatrie der Gegenwart, Bd. I/1A. Berlin-Heidelberg-New York: Springer 1967b.
Strotzka, H.: Einführung in die Sozialpsychiatrie. Hamburg: Rowohlt 1965.
Stumpfl, F.: Erbanlage und Verbrechen. Berlin: Springer 1935.
Stumpfl, F.: Heredität und Neurose. In: Handbuch der Neurosenlehre und Psychotherapie, Bd. II. München: Urban & Schwarzenberg 1959.
Stutte, H.: Kinder- und Jugendpsychiatrie. In: Psychiatrie der Gegenwart, Bd. II. Berlin-Göttingen-Heidelberg: Springer 1960.
Tellenbach, H.: Melancholie. Berlin-Göttingen-Heidelberg: Springer 1961.
Thomae, H., Schmidt, H. D.: Psychologische Aspekte der Schuldfähigkeit. In: Handbuch der Psychologie, Bd. XI. Göttingen: Hogrefe 1967.
Tinbergen, N.: Instinktlehre. Berlin-Hamburg: Parey [2] 1956.
Tölle, R.: Katamnestische Untersuchungen zur Biographie abnormer Persönlichkeiten. Berlin-Heidelberg-New York: Springer 1966.
Undeutsch, U.: Forensische Psychologie. In: Handwörterbuch der Kriminologie. Berlin: De Gruyter 1966.
Undeutsch, U. (Hrsg.): Forensische Psychologie. Handbuch der Psychologie, Bd. XI. Göttingen: Hogrefe 1967.
Venzlaff, U.: Die psychoreaktiven Störungen nach entschädigungspflichtigen Ereignissen. Berlin-Göttingen-Heidelberg: Springer 1958.
Walter, R.: Zur Wertigkeit einiger Sozialfaktoren für die soziale Reintegration Schizophrener. Nervenarzt **39**, 389 (1968).
Weitbrecht, H. J.: Zur Typologie depressiver Psychosen. Fortschr. Neurol. Psychiat. **20**, 247 (1952).
Weitbrecht, H. J.: Zur Frage der Demenz. In: Psychopathologie heute. Stuttgart: Thieme 1962.
Weitbrecht, H. J.: Psychiatrie im Grundriß. Berlin-Heidelberg-New York: Springer [2] 1968.
Weizsäcker, V. v.: Studien zur Pathogenese. Leipzig: Thieme 1935.
Weizsäcker, V. v.: Der Gestaltkreis. Stuttgart: Thieme [3] 1947.
Wellek, A.: Das Problem des seelischen Seins. Meisenheim-Wien: Westkultur 1953.
Wendt, C.-F.: Psychopathologie und Psychotherapie. Berlin-Göttingen-Heidelberg: Springer 1962.
Wernicke, C.: Grundriß der Psychiatrie. Leipzig: Thieme [2] 1906.
Wettley, A.: Von der „Psychopathia sexualis" zur Sexualwissenschaft. Stuttgart: Enke 1959.
Wettley, A.: Prolegomena zu einer Geschichte der Psychotherapie. II. Hippokrates **36**, 190 (1965).
Wieck, H. H.: Lehrbuch der Psychiatrie. Stuttgart: Schattauer 1967.
1345 (1956).
Wieck, H. H.: Lehrbuch der Psychiatrie. Stuttgart: Schattauer 1967.
Wilmanns, K. (Hrsg.): Die Schizophrenie. Handbuch der Geisteskrankheiten. Bd. IX. Berlin: Springer 1932.
Winkler, W. Th.: Zum Begriff der „Ich-Anachorese" beim schizophrenen Erleben. Arch. Psychiat. Nervenkr. **192**, 241 (1954).
Winkler, W. Th.: Die Schizophrenie als sozialer Prozeß. Z. Psychother. med. Psychol. **17**, 54 (1967).
Wissfeld, E.: Zur Geschichte der Psychiatrie in ihrer Abhängigkeit von der geisteswissenschaftlichen Entwicklung seit der Renaissance. Arch. Psychiat. Nervenkr. **196**, 63 (1957).
Witter, H.: Determinationsstruktur und Freiheitsgrad bei der rechtlichen Beurteilung von Neurosen. Nervenarzt **30**, 221 (1959).
Witter, H.: Affekt und Schuldfähigkeit. Mschr. Krim. Strafrechtsref. **43**, 20 (1960).
Witter, H.: Zur medizinischen und rechtlichen Beurteilung von Neurosen (neurotisch-psychopathischen Zuständen). Neue jur. Wschr. **17**, 1166 (1964).
Witter, H.: Grundriß der gerichtlichen Psychologie und Psychiatrie. Berlin-Heidelberg-New York: Springer 1970.
Witter, H., Luthe, R.: Die strafrechtliche Verantwortlichkeit beim erweiterten Suicid. Mschr. Krim. Strafrechtsref. **49**, 97 (1966).
Wyrsch, J.: Die Person des Schizophrenen. Bern: Haupt 1949.
Wyrsch, J.: Gerichtliche Psychiatrie. Bern: Haupt [2] 1955.

Wyrsch, J.: Zur Geschichte und Deutung der endogenen Psychosen. Stuttgart: Thieme 1956.
Wyrsch, J.: Die sexuellen Perversionen und die psychiatrisch-forensische Bedeutung der Sittlichkeitsdelikte. In: Psychiatrie der Gegenwart, Bd. III. Berlin-Göttingen-Heidelberg: Springer 1961.
Zacchia, P.: Quaestiones medico-legales. Hrsg. v. J. D. Horst. Lugduni: Posuel 1701.
Zeh, W.: Die Amnesien. Stuttgart: Thieme 1961.
Zeller, G.: Welcher psychiatrischen Schule hat Wilhelm Griesinger angehört? Dtsch. med. J. 19, 328 (1968).
Zerbin-Rüdin, E.: Endogene Psychosen. In: Humangenetik, Bd. V/2. Stuttgart: Thieme 1967.
Zerssen, D. v.: Körperbau, Psychose und Persönlichkeit. Nervenarzt **37**, 52 (1966).
Züblin, W.: Chromosomale Aberrationen und Psyche. Basel-New York: Karger 1969.
Zutt, J.: Auf dem Wege zu einer anthropologischen Psychiatrie. Berlin-Göttingen-Heidelberg: Springer 1963.

Lexikon der Psychiatrie

Gesammelte Abhandlungen der gebräuchlichsten psychopathologischen Begriffe

Herausgegeben von Prof. Dr. Christian Müller, Direktor der Psychiatrischen Universitätsklinik Lausanne

Unter Mitarbeit von
A. E. Adams · J. Angst · A. Bader · K. W. Bash · R. Battegay · U. Baumann · G. Benedetti · P. Berner
W. Blankenburg · W. Bräutigam · L. Ciompi · R. Corboz · E. Diehn · H. Dietrich · H. G. Eisert · U. Ferner
J. Finke · B. Frank · B. Friedel · H. Harbauer · K. Hartmann · H. Heimann · P. Heintz · H. Helmchen
H. Hippius · G. Hole · L. Kaufmann · P. Kielholz · H. Kind · H. M. Klar · K. Kryspin-Exner · R. Kuhn · F. Labhardt
D. Ladewig · H. Lauter · H. Leuner · H. Lincke · R. Luthe · F. Meerwein · W. Mende · H. Mester · C. Müller
R. Naske · B. Pauleikhoff · Ch. Scharfetter · L. Schellenberg · R. Schindler · W. Schulte · F. Specht · Th. Spoerri
H. Stierlin · J. Vliegen · H. Walther-Büel · S. Wieser · H. Witter · E. Zerbin-Rüdin · D. v. Zerssen

Mit 8 Abbildungen. XII, 592 Seiten. 1973. Gebunden DM 98,-- **ISBN 3-540-06277-7**
Preisänderungen vorbehalten

Eine der Hauptaufgaben der heutigen Psychiatrie ist, zu einer besseren Sprachverständigung zu kommen. Vergleichende Untersuchungen über das Wesen, den Verlauf und die Therapieerfolge bei psychischen Störungen sind nur möglich, wenn Einigkeit besteht über die Definition des zu erfassenden Phänomens. Das vorliegende Lexikon, das von einer größeren Zahl hervorragender Spezialisten geschrieben wurde, soll diesem Zweck dienen. Es tritt die Nachfolge des Birnbaumschen Handwörterbuches für medizinische Psychologie an, das seinerzeit, dank der Beiträge von GRUHLE und anderen Forschern, das einheitliche Gerüst der deutschen Psychiatrie bildete. Die Besonderheit dieses Lexikons besteht darin, daß es die wichtigsten Kapitel zur Psychopathologie knapp aber gründlich behandelt und sich somit an den Leser wendet, der weder Zeit hat, einen umfangreichen Handbuchartikel zu lesen, noch sich mit einigen Zeilen zu einem Stichwort begnügen kann. Es bietet mehr als jene Lexika der Psychiatrie, die einen möglichst vollständigen Stichwortkatalog anstreben, ihre Stichworte jedoch nur ganz kurz erläutern können. Als Nachschlagewerk wird es den angehenden Psychiater, aber auch den Psychologen, Soziologen, Sozialarbeiter sowie Studenten interessieren.

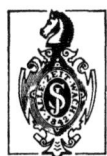

Springer-Verlag Berlin Heidelberg New York

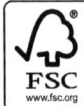

MIX
Papier aus verantwortungsvollen Quellen
Paper from responsible sources
FSC® C105338

If you have any concerns about our products,
you can contact us on
ProductSafety@springernature.com

In case Publisher is established outside the EU,
the EU authorized representative is:
**Springer Nature Customer Service Center GmbH
Europaplatz 3, 69115 Heidelberg, Germany**

Printed by Libri Plureos GmbH
in Hamburg, Germany